Katharina Heimerl

Orte zum Leben – Orte zum Sterben
Palliative Care in Organisationen umsetzen

W0178530

Lambertus

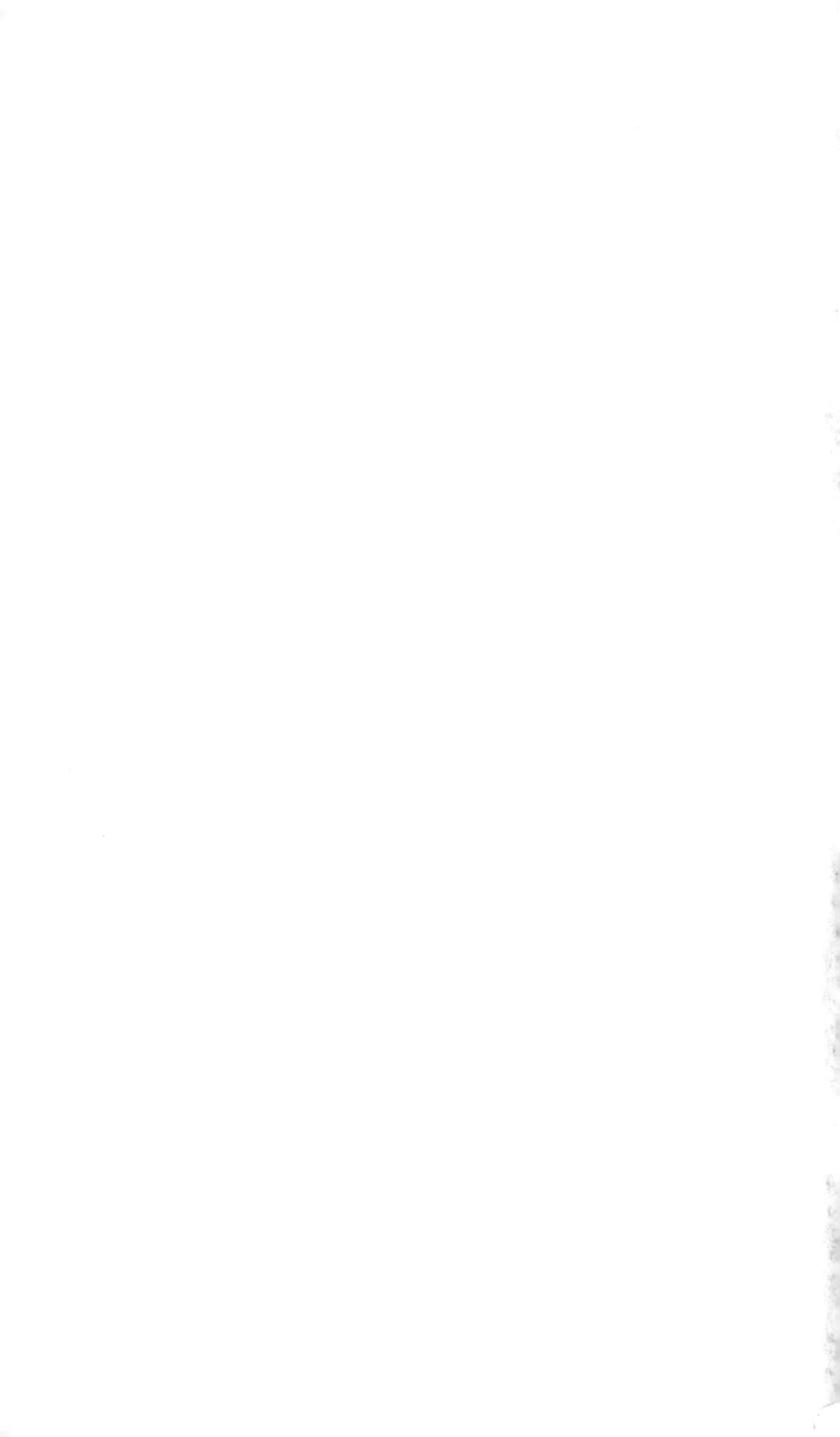

Katharina Heimerl

Orte zum Leben – Orte zum Sterben
Palliative Care in Organisationen umsetzen

Palliative Care und OrganisationsEthik Band 15
Herausgegeben von Katharina Heimerl, Andreas Heller, Stein Husebø,
Marina Kojer, Christian Metz

Veröffentlicht mit Unterstützung des Forschungsrates der Alpen-Adria
Universität Klagenfurt aus den Mitteln der Privatstiftung der Kärntner
Sparkasse

Bibliografische Information der Deutschen Bibliothek

Die Deutsche Bibliothek verzeichnet diese Publikation in der
Deutschen Nationalbiografie; detaillierte bibliografische Daten
sind im Internet über http://dnb.ddb.de abrufbar.

ISBN: 978-3-7841-1790-4

Umschlag: Nathalie Kupfermann, Bollschweil
Satz und Druck: Jungbluth Digital+Print, Freiburg

Inhalt

1. Der Umgang mit den Sterbenden in unserer Zeit

Haben Sie schon einmal darüber nachgedacht, wo und wie Sie die letzte Phase Ihres Lebens verbringen wollen? Ganz alleine in einem Bungalow in der Wüste, wie Elisabeth Kübler-Ross[1]? Oder im „Kreise der Familie" wie der Milliardär Friedrich Karl Flick[2]?

Was müssten Sie dafür tun, dass es dann auch so kommt, wie Sie es sich wünschen? Vielleicht suchen Sie jetzt schon Verbündete und bauen mit diesen zusammen eine Altenwohngemeinschaft auf. Oder Sie planen, sich rechtzeitig in einer tollen Seniorenresidenz anzumelden. Vielleicht wollen Sie Ihre Patientenverfügung auf ihre e-card der Krankenversicherung speichern lassen. Oder – wozu ich Ihnen eher raten würde – Sie beabsichtigen, einer Person ihres Vertrauens eine Vorsorgevollmacht zu erteilen, damit diese Person für Sie entscheiden und handeln kann, falls Sie das nicht mehr können, weil Sie zu krank, zu schwach oder zu verwirrt sind. Vielleicht ist Ihre Vorstellung auch, dass Sie in Würde und von zugewandten Betreuenden umgeben Ihre letzte Lebensphase im Hospiz Ihrer Wahl verbringen wollen.

Was auch immer Ihr Bild jetzt ist, die Frage ist nicht leicht zu beantworten. Wie sollen wir jetzt – wo wir noch gut im Stande sind, diesen Text zu lesen – wissen, wie es uns gehen wird, wenn wir am Ende unseres Lebens angekommen sind? Und wie und wo wir dann versorgt werden wollen?

Die Frage nach dem Wie und Wo unseres Lebensendes ist eine, die klar macht, wie radikal wir als Menschen auf Andere angewiesen sind (vgl. Conradi 2001). Das heißt, die Frage ist deswegen auch so schwer zu beantworten, weil wir sie nicht alleine beantworten können. Nicht zu Unrecht wird in Patientenverfügungen[3] empfohlen, auf jeden Fall mit einem nahen Angehörigen darüber zu sprechen, bevor die Verfügung ausgefüllt

---

[1] Siehe: Elisabeth Kübler-Ross. Dem Tod ins Gesicht sehen. Ein Film von Stefan Haupt. Berlin: Salzgeber und Co. Medien GmbH, 2006

[2] FOCUS online, download 06.10.06

[3] Siehe beispielsweise http://www.hospiz.net/themen/archiv/vorsorge_bayern.pdf oder   http://www.hospiz.at

wird. Empfohlen wird überdies das Gespräch mit einem Arzt des Vertrauens. Für mich ein Ausdruck dessen, dass wir in der Erfüllung unserer Wünsche und Bedürfnisse am Lebensende unbedingt Verbündete brauchen, Menschen, die in dieser Phase (tat)kräftiger sind, als wir es sein werden und die uns dabei unterstützen können, bis zuletzt in Würde zu leben. Abraten möchte ich Ihnen tatsächlich davon, die Patientenverfügung auf die e-card speichern zu lassen, sollte das einmal möglich sein. Zu leicht wird aus der Sicherheit und dem Recht darauf, nicht gegen den Willen behandelt zu werden, das Gegenteil. Der Missbrauch liegt nahe. Wenn Sie auf der e-card gespeichert haben, dass Sie (in bestimmten Situationen) keine Behandlung mehr wollen, werden Sie in Zukunft auch keine mehr erhalten. Ich befürchte, Sie werden sie auch dann nicht erhalten, wenn Sie doch eine Behandlung wollen. Aus dem Recht, auf eine Behandlung zu verzichten, wird zu schnell der Zwang, darauf zu verzichten (vgl. Klie/Student 2001).

Die Frage, wie und wo wir die letzte Lebensphase verbringen wollen oder werden, ist noch aus einem anderen Grund nicht so leicht zu beantworten: Wir haben es als Einzelpersonen oft nicht in der Hand, wie unser Lebensende verläuft. Jede Zeit und jede Gesellschaft pflegt ihren eigenen Umgang mit Sterben, Tod und Trauer. Und dieser gesamtgesellschaftliche Umgang prägt in hohem Maße unser (Einzel)schicksal als Sterbende (vgl. auch Heimerl 2007).

1.1 WIE WOLLEN WIR HEUTE STERBEN?

Jede Zeit und jede Gesellschaft hat ihre eigenen Vorstellungen davon, was „gutes Sterben" ist. Auch wenn diese Vorstellungen von Person zu Person unterschiedlich sein können, so lassen sich doch gesellschaftliche Trends ausmachen.

Im Mittelalter hatten die Menschen in Europa vor nichts mehr Angst, als vor einem plötzlichen und vor allem unverhofften Tod, der ihnen die Möglichkeit nahm, sich – im Sinne von ars moriendi, der Kunst des Sterbens - angemessen auf Sterben und Tod vorzubereiten und begleitet zu werden. Unverhofftes Sterben bedeutete im Mittelalter einsames Sterben ohne Begleitung und ohne Ritus. Es wurde mit Sterben in Sünde gleichgesetzt und als solches gefürchtet (vgl. Niederkorn-Bruck 2007).

Deutet man die Zeichen der Zeit richtig, so ist heute das Gegenteil der Fall: Gutes Sterben ist heute vor allem plötzlich oder besser gesagt „kurz und schmerzlos". Ältere Menschen drücken das in Interviews, die wir mit ihnen führen durften, so aus (vgl. Heimerl/Berlach-Pobitzer 2000):
„Nur schnell muss es geh'n, überraschend muss es kommen. Wie mei Tochter, die hat sich hing'setzt und, zum Frühstück, fallt's um, und sie war weg. Das war ein guter Tod."

Oder eine andere Patientin:
„Einen einzigen Wunsch, was ich hab, wenn's soweit ist, dass ich sterben muss, dass i schnell stirb".

Wo schnelles Sterben nicht möglich ist, da wünschen wir uns doch wenigstens schmerzfrei zu sterben, auch das drücken PatientInnen im Interview aus:
„Nur vor den Schmerzen hab ich Angst".

Die Angst davor, am Lebensende unerträgliche Schmerzen zu leiden, steht im Vordergrund. Nun war langes, qualvolles Sterben immer etwas, was Menschen gefürchtet haben, das ist nicht neu (vgl. Niederkorn-Bruck 2007).
Neu scheint mir das moderne Ideal, den eigenen Tod quasi zu verschlafen: Die zahlreichen Publikationen zur und die Praxis der terminalen Sedierung (die Gabe stark beruhigender Medikamente bei Sterbenden) zeugen davon. Fast könnte man meinen, Un-sterblichkeit wird heute neu gedeutet und mit der Hoffnung verbunden, beim eigenen Sterben nicht dabei zu sein. Darin sehe ich das Gegenteil der mittelalterlichen ars moriendi. Hier könnte man auch von der Narkotisierung des Todes (Gronemeyer 1997) sprechen. Jeder oder jede von uns kann, wenn er oder sie will, ein solches Symbol der Sterbensfurcht und noch mehr des Wunsches, beim eigenen Sterben nicht dabei zu sein, kaufen und vor sich her tragen: Die Buchhandlungen verkaufen so genannte „Litera-T-Shirts", auf einem davon wird Woody Allen zitiert:
„I'm not afraid to die, I just don't want to be there when it happens".

Mit Ulrich Beck ist dies als der Versuch aufzufassen, das Sterben abzuschaffen, wenn schon der Tod nicht abgeschafft werden kann (U. Beck

1995:174). Er spricht von Sterbensfurcht statt Todesfurcht, die den gegenwärtigen gesellschaftlichen Umgang prägt (a.a.O:171).

Vermutlich gibt es viele Antworten auf die Frage, warum das so ist. Auf eine möchte ich hier näher eingehen. Es gibt deutliche Hinweise darauf, dass für ältere Menschen der Verlust von Selbstständigkeit und Abhängigkeit durch Pflegebedürftigkeit – und oft allein schon die Vorstellung davon – bedrohlich sind. Dies berichten ältere Menschen, die nach einem Krankenhausaufenthalt zu Hause betreut werden (Heimerl/Berlach-Pobitzer 2000). Ebenso berichten alte Menschen im Pflegeheim in Interviews, dass es für ihre Würde besonders wichtig ist, „nur nicht zur Last zu fallen" (Pleschberger 2005). Es geht nicht nur darum, Andere nicht zu belasten, sondern den Würdeverlust durch Abhängigkeit nicht erleben zu wollen. Die Hoffnung, schnell und unerwartet zu sterben, könnte auch ein Ausdruck der Hoffnung sein, bis zu diesem plötzlichen Tod in voller Autonomie und unabhängig von Betreuenden leben zu können.

Wir wissen einerseits viel und andererseits auch wieder wenig darüber, wo Menschen sterben wollen. Zahlreiche Überlegungen gehen davon aus, dass die meisten Menschen zu Hause sterben wollen. Sehr eindrücklich führt dies Klaus Dörner im letzten Teil seines Bandes „Die Gesundheitsfalle" aus (Dörner 2003:183f):

„Damit ich mich als Sterbender auf die beschriebene Weise möglichst restlos und endgültig verausgaben und weggeben kann, muss es mein letzter Wunsch sein, dass für diesen transzendierenden Vorgang, durch den ich mein Leben in die Hände eines unbekannten Anderen lege, die örtlichen Verhältnisse eine ungeteilte Aufmerksamkeit aller Beteiligten garantieren. Es sollen also nicht gleichzeitig mit mir noch etwa zwei andere Menschen im Sterben liegen."

Ungeteilte Aufmerksamkeit – so Dörner – kann es nur zu Hause, in der eigenen Wohnung geben, dies ist für ihn somit der bevorzugte Ort, um zu sterben. Wenig wissen wir darüber, wie das der Großteil der Menschen sieht, es gibt nur wenige Zahlen darüber, wo Menschen sterben wollen. Erwähnen möchte ich eine Erhebung aus Österreich, aus der hervorgeht, dass etwa 80% der ÖsterreicherInnen daheim sterben wollen – unter Daheim wird hier sowohl das eigene Zuhause, als auch eine vertraute Umgebung oder bei Familienangehörigen verstanden (Zulehner 2001). Zulehner führt hier die längst fällige Differenzierung des Begriffes

Zuhause im Zusammenhang mit Sterben ein. Wo oder was ist Zuhause? Zutreffend scheint es mir, von gefühltem Zuhause (Müller 2006) zu sprechen, von vertrauter Umgebung, von einem Ort der Geborgenheit, wo Sterbenden das Gefühl vermittelt wird, Einfluss auf die Dinge zu haben. Sicherlich handelt es sich dabei nicht ausschließlich um die eigenen vier Wände, Daheim kann auch das Pflegeheim sein, in dem ich seit Jahren lebe, das Hospiz, dem ich vertraue oder die Wohnung von Freunden oder Verwandten.

Die zitierte Befragung wendet sich an jüngere und gesunde Menschen, es bleibt offen, ob ältere Menschen und Menschen kurz vor ihrem Tod dies auch so sehen würden. Ich gehe davon aus, dass es auch viele Menschen gibt, die sich am Lebensende wünschen, ins Krankenhaus aufgenommen zu werden und das mit gutem Grund, unter anderem, weil das Krankenhaus die Sicherheit vermittelt, dass alles getan wird um den Tod aufzuhalten – es bekämpft den Tod mit Todesverachtung (Grossmann 2000). Nicht alle Einweisungen von Menschen am Lebensende geschehen gegen deren Willen (vgl. Heller/Heimerl 2007, Gronemeyer 2002:139). Wir brauchen mehr Sorgfalt für die Frage, für wen eine Einweisung in das Krankenhaus zur Katastrophe werden könnte: Für verwirrte Menschen, für Hochbetagte, für Menschen mit Behinderung und für Kinder, die sich in der fremden Umgebung nicht zurecht finden.

1.2 DIE MEISTEN VON UNS STERBEN HOCHBETAGT

Der Umgang mit Sterben, Tod und Trauer und der Umgang mit den Sterbenden ist in westlichen Industrienationen zu Beginn des 21. Jahrhunderts vor allem durch eines charakterisiert: Wir sterben heute hochbetagt, eine Tatsache, die in der Debatte um Tod und Sterben noch nicht genug Aufmerksamkeit findet. Wir werden immer älter, das heißt wir sterben auch immer älter. Mehr als 70% der Sterbefälle in Deutschland betreffen Menschen, die 70 Jahre und älter sind. Fast die Hälfte aller Verstorbenen in Deutschland war im Jahr 2004 über 80 Jahre alt (vgl. Abbildung 1), die Situation in Österreich stellt sich ähnlich dar (vgl. Statistik Austria 2005). Und das bedeutet, wir sterben nicht nur alt, sondern wir sterben hochbetagt.

Altersgruppe	
Insgesamt	100,0%
unter 60 J.	12,2%
60 – u. 70 J.	15,5%
70 – u. 80 J.	25,6%
80 J. und älter	46,6%

Abbildung 1: Sterbefälle in Deutschland nach Altersgruppen, 2004
GeroStat (2004) – Deutsches Zentrum für Altersfragen, Berlin.
Basisdaten: Statistisches Bundesamt, Wiesbaden – Statistik der natürlichen
Bevölkerungsbewegung.

Allerdings findet diese Tatsache erst langsam gesellschaftliche Beachtung. Bis vor kurzem gab es kaum wissenschaftliche oder fachliche Literatur, die sich mit dem Sterben von alt gewordenen Menschen befasst. Noch bis vor kurzem war Stein Husebøs Beobachtung zutreffend (Husebø 2003):

„In den Lehrbüchern von Palliative Care kommen alte Menschen nicht vor und in den Lehrbüchern der Geriatrie wird nicht gestorben."

Lange Zeit, teilweise bis heute ist es als blinder Fleck der Hospizbewegung zu bezeichnen, dass sie sich vorrangig an junge krebskranke Menschen richtet. Auch heute noch nehmen viele Hospize bevorzugt bis ausschließlich jüngere und onkologisch erkrankte PatientInnen auf.
Die Trendwende ist in Sicht: So versammelte beispielsweise der Bayerische Hospiztag 2006 in Nürnberg über 500 Menschen zum Thema „Gemeinsam entwickeln Hospizarbeit und Pflegeeinrichtungen eine Palliative Kultur". Curricula für Palliative Care in der Altenhilfe werden entwickelt (vgl. Klapper/Kojer/Schwänke 2007). Die Publikation der Broschüre „Better Palliative Care for Older People" durch die Weltgesundheitsorganisation stellt hier einen Meilenstein dar (WHO 2004), ebenso das Handbuch Geriatric Palliative Care (Morrison/Meier 2003). Publikationen im deutschsprachigen Raum, die sich mit Sterben, Tod und Trauer im hohen Alter befassen, liegen inzwischen vor (siehe unter anderem Kojer 2002, Pleschberger 2005 und 2006, Heller/Heimerl/Husebø 2007).

1.3 VIELE VON UNS STERBEN EINSAM

Unser Schicksal als Sterbende in unserer Gesellschaft ist heute auch davon geprägt, dass wir einsam sterben. In unserer hoch individualisierten Gesellschaft wird dies oft genug als eine unumstößliche Gegebenheit hingenommen und auch besungen, so zum Beispiel in einem Chanson von Reinhard Mey[4], dessen Refrain lautet:

„Wir mögen noch so sehr geliebt, von Zuneigung umgeben sein,
den letzten Teil des Lebens gehen wir immer ganz allein.
Allein – wir sind allein, wir kommen und wir gehen ganz allein."

Begründungen dafür, warum viele von uns am Lebensende einsam sind, gibt es vermutlich zahlreiche. Die eine liegt auf der Hand: weil wir zunehmend einsam leben, sterben wir auch einsam. Die Anzahl der Single-Haushalte nimmt vor allem im städtischen Bereich ständig zu. Alleine zu leben ist insbesondere ein Schicksal von hochbetagten Frauen.

Einsamkeit und Institutionalisierung bedingen einander wechselseitig: Weil wir alleine und oft einsam leben, werden wir am Lebensende, wenn dann niemand mehr da ist, der sich zu Hause um uns kümmern kann, an eine Institution, wie das Krankenhaus oder das Pflegeheim verwiesen. Dort sind wir oft erst recht einsam. Die Institutionalisierung selbst verstärkt unsere Einsamkeit am Lebensende. Denn auch mitten unter Menschen können wir einsam sein, nämlich dann, wenn sich niemand auf uns beziehen kann oder will. Wenn wir unter Menschen sind, für die wir keine Bedeutung haben und die, wenn wir sterben, keine Beziehung zu uns aufnehmen. Dies ist eine Situation, auf die wir in Institutionen immer wieder treffen, dass sich niemand auf uns als Kranke, Leidende, Verwirrte oder Sterbende beziehen kann. Schon vor 25 Jahren hat Norbert Elias von der „Einsamkeit der Sterbenden in unseren Tagen", gesprochen (Elias 1982:88 und 83):

„Wenn das geschieht, wenn ein Mensch im Sterben fühlen muss, dass er
– obwohl noch am Leben – kaum noch Bedeutung für die umgebenden
Menschen besitzt, dann ist er wirklich einsam. (...) Wie es auch ist, sie

---

[4] Aus dem Album „Farben" von Reinhard Mey. Audio CD Label: Intercord (EMI)

[die Sterbenden] bedürfen mehr als je des Empfindens, dass sie ihre Bedeutung für andere Menschen noch nicht verloren haben – in Maßen. "

Dass wir als Gesellschaft immer älter werden bedeutet auch, dass immer mehr von uns an Demenz erkranken. Menschen, die an Demenz erkrankt sind, sind am Lebensende besonders gefährdet durch Einsamkeit. Zu wenig Platz gibt es in unserer Gesellschaft für die „Verrücktheiten" von dementen Menschen, zu wenig Zeit und Geduld, sich mit ihnen zu verständigen. Ihre Krankheit führt demenzkranke Menschen dazu, sich in eine eigene Welt zurückzuziehen. Sie wählen ungewöhnliche und „verrückte" Formen der Kommunikation und drücken sich in unserer wortgewaltigen Welt immer mehr nonverbal und vor allem über Gefühle aus. Das bringt neue Herausforderungen für die Betreuenden – seien es professionell Pflegende, seien es Angehörige (vgl. Kojer/Sramek 2007). Hochbetagte und demenz-kranke Menschen bedürfen in unserer Gesellschaft des wertschätzenden („validierenden" vgl. Feil/de Klerk-Rubin 1999) Umgangs und Gefühls, „dass sie ihre Bedeutung für andere Menschen noch nicht verloren haben" (Elias 1982).

1.4 TOD UND STERBEN SIND ÜBERALL PRÄSENT, DENNOCH FEHLEN DIE ERFAHRUNGEN

Unsere Erfahrungen mit dem Sterben haben sich in den letzten 100 Jahren und insbesondere in der zweiten Hälfte des 20. Jahrhunderts deutlich gewandelt. Anfang der 1950er Jahre konnten Menschen noch von Begegnungen mit Tod und Sterben in ihrer Kindheit berichten (Schibilsky 1989:22): *„An das Sterbezimmer meines Großvaters erinnere ich mich ganz genau. Ich war damals wohl fünf Jahre alt. In der guten Stube war er aufgebahrt, große Kerzenleuchter brannten. (…) Später dann wurde der Verkehr angehalten, als der Trauerzug mit dem Pferdefuhrwerk über die Herdorfer Strasse zum nicht weit entfernten Nicolaifriedhof ging. "*

Wer kann heute noch so etwas erzählen? Während früher in den Dorfgemeinschaften fast jeder beim Sterben und bei den Trauerfeierlichkeiten eines anerkannten Mitglieds teilnahm, gibt es diese Art von „Primärerfahrung" (Feldmann 2004) kaum mehr.

„Die Gesellschaft legt keine Pause mehr ein. Das Verschwinden eines Einzelnen unterbricht nicht mehr ihren kontinuierlichen Gang. Das Leben der Großstadt wirkt so, als ob niemand mehr stürbe."

Mit diesen Worten beschreibt der französische Historiker und Soziologe Philippe Ariès (Ariès 1982:716, im französischen Original bereits Ende der 70er Jahre) den „ins Gegenteil verkehrten Tod" und das Tabu, das mit ihm einhergeht. Inzwischen sind fast dreißig Jahre vergangen. Die weit verbreitete Ansicht, Sterben und Tod werden in unserer Gesellschaft tabuisiert, ist heute nicht mehr aufrecht zu erhalten. Denn wir haben die fehlenden Primärerfahrungen von Tod und Sterben durch Sekundärerfahrungen ersetzt: Wir erleben täglich Tod und Sterben in den Medien, in den Kriminalsendungen des Abendprogramms im Fernsehen ebenso wie in den Nachrichten über Kriege und Katastrophen. Nicht nur das ferne Sterben in anderen Kontinenten wird zum Thema in den Medien, auch das Sterben von bekannten Persönlichkeiten – Pop-Idole, PolitikerInnen oder kirchliche Würdenträger – ist heute vielfach öffentlich, ein bekanntes Beispiel ist die Öffentlichkeit des Sterbens des Papstes Johannes Paul II. Auch am Sterben der Italo-Amerikanerin Terri Schiavo, die jahrelang im Koma gelegen war, hatten wir über Zeitungen und Fernsehen alle Anteil und damit auch an den Fragen von Sterbehilfe und Sterbebegleitung. Wir sind sozusagen über die Medien live mit dabei, wenn gestorben wird, ohne, dass es uns direkt berührt, der Tod wird zum medienwirksamen „Spektakel" (R. Beck 1995) und ist somit in unserem Alltag fast ständig präsent.

Anfang der 70er Jahre war im deutschsprachigen Raum der Film „Nur noch 16 Tage" zur sehen. Er war vom Münchener Jesuitenpater Reinhold Iblacker gedreht worden und zeigte auf berührende Weise den Alltag von sterbenden Menschen und ihren BetreuerInnen im St. Christopher's Hospice in London, dem ersten modernen Hospiz in Europa. Damals löste dieser Film massiven Widerstand aus, er brach tatsächlich mit einem Tabu. Im Frühjahr 2007 – über 30 Jahre später – lief in den Österreichischen Kinos ein thematisch ähnlicher Film mit dem Titel „Zeit zu gehen", der im Wiener Hospiz am Rennweg gedreht wurde – und wurde von den KritikerInnen und vom Publikum sehr positiv aufgenommen.

Von einer Tabuisierung des Sterbens können wir angesichts unserer reichen Sekundärerfahrungen nicht sprechen, das beschreibt Andreas Heller bereits vor mehr als zehn Jahren (Heller 1994:12):

„Sterben wird heute gesellschaftlich nicht mehr nur ‚umschwiegen‘, sondern besprochen und thematisiert. Sterben wird nicht ausschließlich ignoriert, sondern in vielfältigen existentiellen, fachlichen und künstlerischen Zugängen behandelt“.

Wir haben eine andere und sehr wirksame Form der Verdrängung von Tod und Sterben gefunden – die sterbenden Menschen werden in Institutionen verdrängt. Auf diese Weise haben wir uns von der (überfordernden) Aufgabe der Sterbebegleitung befreit und sie an Einrichtungen des so genannten Gesundheitssystems delegiert. Es gibt Hinweise darauf, dass dieser Trend weiterhin im Zunehmen ist, und das unbeschadet der gesundheitspolitischen Priorität „ambulant vor stationär“.

1.5 DIE INSTITUTIONALISIERUNG DER STERBENDEN

Das ist nicht überraschend, denn wir leben in einer Gesellschaft von Organisationen. Viele wesentliche gesellschaftliche Herausforderungen – wie zum Beispiel Bildung, Gesundheit oder Recht – werden in Organisationen bearbeitet (vgl. Wimmer 1995). Die meisten von uns arbeiten nicht Zuhause sondern in Organisationen. Wir bringen unsere Kinder in der Organisation Krankenhaus zur Welt. Die wenigsten Kinder haben häuslichen Unterricht, die meisten besuchen die Organisation Schule. Vielfach verbringen wir unsere Freizeit auch außerhäuslich in Organisationen, wie Familienhotels oder Sportanlagen. Warum sollte der gesellschaftliche Umgang mit Sterben, Tod und Trauer hier eine Ausnahme sein?
Es lässt sich mit Zahlen belegen, dass dem auch nicht so ist, in deutschsprachigen Großstädten sterben bis zu 80% der Menschen in einer Institution – in Wien sind es etwa 70% im Krankenhaus und etwa 9% im Pflegeheim, nur 15% der WienerInnen sterben „an der Wohnadresse“, also zu Hause. Je ländlicher die Region und je kleiner die Gemeinden in der Region sind, desto mehr Menschen können zu Hause sterben. So ist der Prozentsatz derjenigen, die an der Wohnadresse versterben in Österreich für das Burgenland (ein Bundesland mit kleinen Gemeinden und ohne größere Städte) am höchsten mit fast 39% (Statistik Austria, zitiert nach Baumgartner 2004, Kytir 1993).

16

An dieser Stelle soll ein Unterschied aus versorgungsforscherischer Sicht eingeführt werden: jener zwischen spezialisierten Einrichtungen, deren ausdrückliche und zentrale Aufgabe es ist, Sterbende zu betreuen – einerseits – und zwischen Einrichtungen der Regelversorgung andererseits, deren Kerngeschäft in Heilung, Lebensverlängerung, Rehabilitation und zunehmend auch Prävention besteht. Im gesamten deutschsprachigen Raum werden sterbende Menschen überwiegend in Einrichtungen der Regelversorgung betreut. Das Dilemma für den Umgang mit sterbenden Menschen in diesen Einrichtungen besteht darin, dass die Betreuung am Lebensende gerade nicht zum Kerngeschäft der Einrichtungen zählt (vgl. Grossmann 2000). Themen wie Sterben, Tod und Trauer sind in der Regelversorgung „konzeptionswidrig" (Gronemeyer 2002:142).

Nur eine kleine Minderheit der Bevölkerung hat das Privileg in einem Hospiz oder auf einer Palliativstation zu sterben. Die spezialisierte Versorgung am Lebensende besteht aus vielfältigen und unterschiedlichsten Organisationstypen, diese reichen von Hospizen und Palliativstationen über ambulante Palliativteams bis zu Abteilungen für palliativmedizinische Geriatrie im Pflegeheim (vgl. Heimerl/Pleschberger 2005). Häufig werden diese Einrichtungen der spezialisierten und stationären Versorgung als die eigentlichen Prototypen von Organisationen, die Sterbende betreuen, gesehen. Sie leisten jedoch rein zahlenmäßig nur einen geringen Beitrag zur Versorgung aller Sterbenden. So stehen in Deutschland derzeit insgesamt 2.472 stationäre Betten der spezialisierten Versorgung (1.328 Hospizbetten und 1.144 Betten auf Palliativstationen) für fast 820.000 sterbende Menschen pro Jahr zur Verfügung, das entspricht etwa einem spezialisierten Bett für 331 sterbende Menschen (www.dgpalliativmedizin.de und www.gerostat.de). In Österreich sind es 210 stationäre Betten (75 Hospizbetten und 135 Palliativbetten) für etwa 75.000 sterbende Menschen, das entspricht etwa einem spezialisierten Bett für 357 Sterbende (Hospiz Österreich 2005). Geht man von einer durchschnittlichen Verweildauer von zwei Wochen auf Palliativstationen aus (in Hospizen ist die Verweildauer länger), so können in Deutschland höchsten 65.000 und in Österreich höchstens 5.500 Menschen pro Jahr stationäre Hospiz- oder Palliativbetreuung in Anspruch nehmen.

2. Von der Hospizidee zu Palliative Care – die Geschichte einer Bürgerbewegung

Jede Zeit und jede Gesellschaft hat ihre Ressourcen im Umgang mit sterbenden Menschen. So sind Europa und die USA seit der zweiten Hälfte des 20. Jahrhunderts geprägt von der Aufbruchsstimmung der Hospizidee, die jetzt – mehrere Jahrzehnte später – beginnt, gesellschaftlich wirksam zu werden. Wir müssten schon lange nicht mehr einsam und gegen unseren Willen institutionalisiert sterben – wenn wir die Ressourcen, die von der Hospizidee kommen, besser nutzen könnten. Aber zunächst zurück zu den Wurzeln der Hospizbewegung.

Kurz nach dem zweiten Weltkrieg hat sich die Kritik daran, wie mit sterbenden Menschen umgegangen wird, zu einer Bürgerbewegung formiert, die Hospizbewegung wurde gegründet. Die Hospizidee geht auf das Lebenswerk von zwei engagierten Frauen zurück, zwei Frauen, die unterschiedlicher nicht sein könnten.

Die eine, die Britin Cicely Saunders, Krankenschwester, Sozialarbeiterin und Ärztin begann sich in Europa kurz nach dem zweiten Weltkrieg für eine bessere Versorgung unheilbar kranker Menschen einzusetzen und Sterbenden und ihren Angehörigen wieder einen Platz in dieser Welt zu schaffen. Cicely Saunders' Zugang zu Sterbenden ist geprägt von einer neuen Spiritualität, sie trug sich lange mit dem Gedanken einen religiösen Orden zu gründen. Obwohl Saunders in ihren eigenen Worten mit dem Hospiz, das sie gegründet hat „aus dem Gesundheitssystem ausgezogen ist", so war sie doch stets um Anschluss an das Medizinsystem bemüht, deutlichster Ausdruck dieses Bemühens ist es, dass sie selbst später noch Medizin studiert hat, um sich unter Ärztekollegen verständigen zu können (Hörl 1990).

Die andere, widerspenstig und stets in Opposition zum etablierten Medizinsystem: Die Schweizer Psychiaterin Elisabeth Kübler-Ross, die in den 1970er Jahren in die USA emigrierte und durch ihre Arbeit in Chicago die internationale Aufmerksamkeit auf die Sorgen und Ängste von sterbenden Menschen gelenkt hat. Ihr Buch „On Death and Dying" („Interviews mit Sterbenden", Kübler-Ross 1969) hat internationale Anerkennung erfahren. In ihren eigenen Worten hat sie „das Sterben aus der

Toilette geholt" und Sterbebegleitung zum Thema gemacht[5]. Bekannt ist Kübler-Ross vor allem dadurch geworden, dass sie Phasen definiert hat, durch die Sterbende gehen. Auch wenn Phasenmodelle heute generell als überholt gelten, so hat doch die große Bekanntheit ihres Modells dazu beigetragen, die Tabuisierung des Todes in der westlichen Welt aufzuheben. Wie es Elisabeth Kübler-Ross gelungen ist, ihre Kritik am medikalisierten Umgang mit sterbenden Kindern in die Tat umzusetzen, beschreibt sie in dem biographischen Film des Schweizer Regisseurs Stefan Haupt[6]:

„Ich hab ein Kind mit Lupus gehabt und ihr größter Wunsch war es, zu Weihnachten zu Hause zu sein. Auch wenn sie am nächsten Tag wieder zurück im Spital sein musste. Es war ihr letztes Weihnachtsfest. Ich sagte: ‚In Ordnung, das ist kein Problem'. Aber die Ärzte wollten nichts davon wissen. ‚Sie erkältet sich und dann stirbt sie und dann sind Sie schuld.' Ich hab dann unterschrieben. Besser Weihnachten zu Hause, als Weihnachten im Spital. So entführte ich viele Patienten. So lernte ich, wie man ausbricht. Das lernte ich von den Kindern. Nachts öffnete ich die Fenster und bestellte den Krankenwagen auf eigene Kosten. Ich gab die Kinder zum Fenster hinaus in den Krankenwagen hinein und schickte sie nach Hause. Weihnachten waren sie bei ihren Eltern. Mit richtigen Kerzen am Weihnachtsbaum. So etwas habe ich oft gemacht."

Beide „Mütter" der modernen Hospizbewegung sind in den letzten Jahren verstorben, ihre Ideen leben weiter und verbreiten sich. Die Hospizbewegung ist mittlerweile zu einer globalen Bewegung geworden. Weltweit nimmt die Anzahl an hospizlichen Einrichtungen rasch zu. Während Christoph Student die Zahl im Jahr 1999 noch mit etwa 3.000 angibt (Student 1999: 23), so wird heute geschätzt, dass es in etwa 100 Ländern über 8.000 Hospize und Palliative Care Einrichtungen gibt, diese umfassen stationäre Einrichtungen ebenso wie ambulante Dienste und Tageseinrichtungen (Stjernswärd/Clark 2004:1202).

---

[5]   Siehe: www.kuebler-ross.de
[6]   Elisabeth Kübler-Ross. Dem Tod ins Gesicht sehen. Ein Film von Stefan Haupt. Berlin: Salzgeber und Co. Medien GmbH, 2006. Transkript der Untertitel: K. Heimerl

Es brauchte fast 20 Jahre, bis die Hospizidee aus dem englischsprachigen Raum nach Deutschland kam und dann noch einige Jahre bis sie nach Österreich gelangte. Dass die Rezeption und Übernahme der Hospizidee im deutschsprachigen Raum sich so verzögerte, liegt vor allem an der damals negativen Reaktion der beiden großen deutschen Kirchen, sowie der Wohlfahrtsverbände und Krankenhausgesellschaften – die Hospizidee wurde hier mit einer Ghettoisierung der Sterbenden gleichgesetzt (Heller/Pleschberger 2005:8).

Geblieben ist das große kritische Potential der Hospizbewegung. Heute, so wie zur Zeit ihrer Gründerinnen, fordert sie einen anderen Umgang mit sterbenden Menschen ein: Nicht maximal lebensverlängernd, sondern mit Bedacht auf Lebensqualität bis zuletzt; nicht unter Missachtung von Schmerzen, sondern schmerzlindernd; nicht im Krankenhaus sondern im Hospiz oder zu Hause; nicht durch MedizinerInnen sondern interdisziplinär; nicht technokratisch-verwaltend sondern individuell und spirituell; nicht hierarchisch organisiert, sondern basisbewegt. Die Hospizbewegung, die aus dieser Idee hervorgegangen ist, ist ein Prototyp einer Freiwilligen-Organisation. Ein wesentliches Merkmal von Organisationen dieses Typs ist es, dass sie „machtkritisch" sind (Krainz/Simsa 1995). Die Hospizbewegung begann als Bürgerbewegung und sie fordert die Organisationen des Gesundheitssystems dazu heraus, sich mit ihren grundlegenden Ideen auseinander zu setzen und sich zu positionieren.

Quasi erst kürzlich – nämlich im Jahr 1990 – wird die Hospizidee von der Weltgesundheitsorganisation aufgegriffen und eine Definition von Palliative Care wird verfasst und 2002 überarbeitet.

In den Worten von Cicely Saunders ist Hospiz nicht so sehr ein Gebäude, sondern bezeichnet Fähigkeiten und Haltungen (Hörl 1990:106). Um welche Haltungen es in Palliative Care geht, beschreiben Heller und Knipping (2006:42) so:

„So löst die Haltung in Palliative Care zugleich eine Resonanz zur Kultur in der Palliative Care aus, welche sich in der Personenkultur und Organisationskultur auch darin erschließt, Schmerz und umfassendes Leiden erträglicher werden zu lassen, indem sie in ein sinnvolles Umfeld integriert, im Leben und Sterben als Herausforderung erkannt, gedeutet, anerkannt und gewürdigt werden können, um den betreffenden Menschen zu ermöglichen, ihr eigenes Erleben darin entsprechend verantwortlich zu gestalten."

Diese Haltung in Palliative Care spiegelt sich wider im innovativen Konzept von „Total-Pain" (Saunders 1967). Das Konzept geht davon aus, dass es sich bei Schmerzen immer um ein ganzheitliches („total") Phänomen handelt. Schmerzen haben – so Cicely Saunders – eine körperliche, eine seelische, eine soziale und eine spirituelle Seite. Gemeinsam mit Mary Baines beschreibt sie die Schmerzen ihrer PatientInnen im Hospiz so (Saunders/Baines 1991, 15-16):

„Eine Reihe von Bildern, von den Patienten im St. Christopher's Hospice gemalt, illustrieren, wie der Schmerz von Sterbepatienten empfunden wird. Das Gefühl, von einem glühend heißen Nagel aufgespießt zu werden, von der Außenwelt durch die einkreisende ‚Muskelkraft der Anspannung' abgeschnitten zu sein, die plötzlichen Stiche, die bei jeder Bewegung einsetzen, sowie die unversöhnliche Heftigkeit des Schmerzes wurden eindrücklich illustriert.(…) Sie illustrieren auf äußerst anschauliche Weise, dass der Schmerz sowohl die unangenehme körperliche Empfindung, als auch die emotionale Reaktion auf diese Empfindung umfasst."

Wenn es gelingt, Schmerzen als ganzheitliches Geschehen zu deuten und zusätzlich zur körperlich-medizinischen Seite auch seelische, soziale und spirituelle Aspekte wahrzunehmen, ernst zu nehmen und darauf einzugehen, so hat das unmittelbare und positive Konsequenzen für den Umgang mit Menschen, die Schmerzen erleiden. Dann wird nämlich klar, dass Schmerzlinderung und Begleitung von schwerkranken und sterbenden Menschen als interdisziplinäre Aufgaben aufzufassen sind, die weit über medizinisch-biologische Pharmakotherapie hinausgehen. Diese Grundhaltung in Palliative Care, geprägt von Respekt und Wertschätzung jedem oder jeder Einzelnen gegenüber, weist auch den Weg zur Palliativen Geriatrie, zu den vielfach erkrankten und hochbetagten Menschen in ihrer oft langen und von Demenz gezeichneten letzten Lebensphase (vgl. Kojer 2002, Kojer/Sramek 2007).

3. Todes-Ängste in Organisationen

Die Idee, dass es zur Umsetzung von Palliative Care ausschließlich darum ginge, spezialisierte (Hospiz- und Palliativ)betten einzurichten, hat sich lange Zeit gehalten. Diese Vorstellung hat auch lange die Gesundheitsplanung im Bereich Palliative Care dominiert. Neuere (so genannte „abgestufte") Konzepte, die Empfehlungen für künftige Strukturen der Versorgung vorlegen, erweitern nun diese Vorstellung (siehe beispielsweise die Konzepte in Niedersachsen, MSFFG 2006; oder in Österreich, ÖBIG 2004). Die Notwendigkeit, Palliative Care in der Basis- bzw. Grundversorgung umzusetzen, findet dort zwar als Forderung Eingang, allerdings enthalten die Pläne keine ausreichenden Hinweise darauf, wie dies zu bewerkstelligen ist.

Auch wenn von der Einführung von Palliative Care im Krankenhaus die Rede ist, werden wir immer wieder mit der Vorstellung konfrontiert, es ginge lediglich darum, eine Palliativstation einzurichten. Selbst wenn es hier Ausnahmen geben mag, im Allgemeinen stoßen Palliativstationen am Beginn auf Ablehnung in ihrem Krankenhaus. Es werden kaum PatientInnen überwiesen, auch um den Preis, dass Betten leer bleiben, die PalliativmedizinerInnen werden viel zu selten zu Konsilien angefordert, Pflegende werden mit Neid und dem Vorwurf der Verteilungsungerechtigkeit konfrontiert, da Palliativstationen über mehr Personalressourcen und bessere räumliche Ausstattung verfügen, als die meisten Stationen. Mit Eduardo Bruera lässt sich diese konflikthafte Situation, die rund um die Einführung von Palliativstationen (oder anderen Palliative Care Programmen) im Krankenhaus entsteht, treffend als das Organisationsstadium der „Palliphobie" bezeichnen (Bruera 2004). Es kann mitunter viele Jahre bis fast Jahrzehnte dauern, bis ein hauseigenes Palliativteam die Erlaubnis erhält, Empfehlungen zur Schmerztherapie für PatientInnen anderer Stationen selbst in das Therapieblatt der PatientInnen auf den entsprechenden Stationen einzutragen – ein Ausdruck dafür, wie lange es dauert, als Palliativteam akzeptiert zu werden und das Stadium der „Palliphobie" zu überwinden.

Warum ist das so? Es handelt sich meines Erachtens um Abwehr auf beiden Seiten. Zunächst auf der Seite des Krankenhauses, hier wird

abgewehrt, was nicht in die Zielsetzungen passt. Folgt man diesen Überlegungen, so ließe sich dieser „Kampf gegen den Tod mit Todesverachtung" (Grossmann 2000) auch als Abwehr von Ängsten – im konkreten
Fall von Todesängsten – bezeichnen. Auch auf Seiten der Hospizidee
wird abgewehrt – nicht die Angst vor dem Tod, sondern die Angst vor
der Organisation, weil befürchtet wird dass „Organisation" dazu führt,
dass Ideale verloren gehen (Clark 2002). Aus dieser Angst vor dem Verlust von Idealen resultiert ein hohes Maß an Organisationsabwehr in der
Hospizbewegung. Krankenhaus und Pflegeheim sind seit längerem und
zunehmend mit rigiden Vorschriften von Qualitätsmanagement, Fehler-
management und Controlling konfrontiert. Implementierung von Palliative Care verstärkt die Angst der Hospizbewegung vor dem, was Reimer
Gronemeyer (2006:13) als „qualitätskontrolliertes Sterben" kritisiert.
Diese Organisationsabwehr der Hospizbewegung wiederum löst neue
Ängste im Krankenhaus aus, nämlich jene vor der Spontaneität und Un-
steuerbarkeit der Hospizbewegung.

Eine Möglichkeit, der Angst der Hospizbewegung vor Qualitätskontrol-
le zu begegnen, besteht darin, dass die Hospiz- und Palliativversorgung
ihre eigenen Qualitätsstandards entwickelt, die dazu geeignet sind, die
besonderen Aufgaben der Hospiz- und Palliativversorgung abzubilden,
wie sie beispielsweise von der Bundesarbeitsgemeinschaft Hospiz für
Implementierung von Palliative Care im Pflegeheim vorgelegt wurden
(Bundesarbeitsgemeinschaft Hospiz 2007). Auch die Standarddokumen-
tation HOPE – Hospiz- und Palliativerfassung – stellt Qualitätsstandards
zur Verfügung. An dieser Dokumentation haben sich im Jahr 2005 über
90 Einrichtungen, der größte Teil Palliativstationen, mit fast 2000 Patien-
tendokumentationen beteiligt (HOPE 2006). Eines soll hier betont werden: Haltung und Kultur lassen sich nicht standardisieren. Es braucht
andere Wege, die Hospizidee in jenen Einrichtungen zur Geltung zu bringen, wo Menschen sterben, als Standards. Folgt man diesen Überlegungen,
so wird klar, dass eine wesentliche Aufgabe von Interventionen in Palliative Care darin besteht, Prozesse herzustellen, die es ermöglichen,
Ängste zu bearbeiten: einerseits die Todes-Ängste in Organisationen und
andererseits die Organisationsangst der Hospizbewegung.

4. Alten- und Pflegeheime – Häuser zum Leben oder Häuser zum Sterben?

Für das Pflegeheim sieht es, was die Todesabwehr betrifft, überraschenderweise nicht viel anders aus als für das Krankenhaus. Überraschend deswegen, weil die Versorgung von Sterbenden de facto zum alltäglichen Kerngeschäft von Pflegeheimen gehört. Dennoch wird das Thema auch hier ausgegrenzt, die Versorgung ist auf das Leben ausgerichtet. Täglich machen MitarbeiterInnen die belastende Erfahrung, dass über Sterben, Tod und Trauer weder miteinander noch mit den BewohnerInnen gesprochen wird und werden kann. Dies führt neben vielen anderen Problemen dazu, dass die MitarbeiterInnen im Pflegeheim buchstäblich auf ihrer Trauer sitzen bleiben, wenn eine Bewohnerin stirbt.

Der zentrale Widerspruch in der stationären Altenhilfe ist der zwischen Leben und Tod. Der Widerspruch stellt Träger der Altenhilfe vor die Frage: Sind unsere Einrichtungen Häuser zum Leben oder Häuser zum Sterben? Vor dieser Frage stehen die Pflegeheime deshalb, weil sie – zunächst durchaus bedarfsgerecht – ihre Angebote im Sinne von spannenden Freizeitangeboten, von mehr Privatraum und von Rehabilitation erweitert haben, um zu Häusern zu werden, in denen es sich gut leben lässt. Währenddessen haben sich die BewohnerInnen verändert, heute sind die meisten Menschen beim Einzug ins Pflegeheim nicht mehr rüstig, sondern in zunehmendem und hohem Maße pflegebedürftig und oft zusätzlich an Demenz erkrankt.

Wie unauflöslich Widersprüche sind (Heintel 2005), wird hier besonders klar. Der Tod ist ein Teil des Lebens und Häuser zum Leben sind zwangsläufig auch Häuser, in denen Sterben als unverzichtbarer Bestandteil des Lebens gut gelebt werden kann und muss. Und: Nur wo man gut gelebt hat, kann man auch gut sterben und umgekehrt, nur wo es eine gute Begleitung im Sterben gibt, dort kann man sich auch gut darauf einlassen, das hohe Alter zu leben. Die Zeit vor dem Tod ist für viele Menschen mit großer Pflegebedürftigkeit verbunden. Je näher zum Lebensende, desto mehr verschiebt sich der Schwerpunkt des guten Lebens von dem, was die aktivierende Pflege anzubieten hat hin zu Palliative Care. Hier scheinen unterschiedliche Pflegekonzepte und unterschiedliche Pflegeziele zueinander im Widerspruch zu stehen. Ein Beispiel: Mitten im Leben geht es für die Pflege darum, das Wundliegen zu vermeiden, es ist ein wichtiges Qualitätskriterium, die Anzahl der Decubiti (Druckgeschwüre) möglichst niedrig zu halten. Am Lebensende, wenn für manche Menschen das ständige Gewendet-werden, das dem Wundliegen vorbeugt, zu schmerzhaft ist, geht es darum, einen Decubitus zuzulassen und von vereinbarten Qualitätskriterien abzugehen. Auch wenn das – im Extremfall – Nachfragen der Gerichtsmedizin zur Folge hat.

Einrichtungen, die – wie die Altenpflegeheime – sich der tabuisierten Bereiche Alter, Krankheit und Tod annehmen, gehören zu den gesellschaftlich wenig geliebten Einrichtungen, gleichzeitig werden an sie besonders hohe Anforderungen gestellt. Der Frauenanteil der Beschäftigten in Alten- und Pflegeheimen beträgt zwischen 80 und 90%, Pflegeheime sind „Frauenwelten" (Koch-Straube 1997:362). Die Personalsituation in der Altenhilfe ist durch hohe Fluktuation, teilweise hohe Krankenstände, geringe Bezahlung, niedere Qualifizierung und geringe Aufstiegsmöglichkeiten gekennzeichnet. Nach wie vor ist es schwierig, die Stellen mit entsprechend qualifizierten Personen zu besetzen. Die Arbeit ist mit großen emotionalen, psychischen und physischen Belastungen verbunden. Der Zusammenhang liegt nahe: Der Status der Altenpflege spiegelt die abwertende gesellschaftliche Haltung pflegebedürftigen, abhängigen alten Menschen gegenüber wider (vgl. Reitinger/Heimerl/Pleschberger 2005).

Vielleicht zeigt die deutliche Kritik an der „totalen Institution" Pflegeheim einen Ausweg. Sie ist nicht mehr zu überhören und scheint vielerorts berechtigt. Schon heute gibt es Hinweise darauf, dass die Alten- und Pflegeheime ihre Betten nicht mehr füllen können (Dörner 2003:185):

„... da die Bürger längst mit den Füßen abgestimmt haben, weshalb diese Institution dabei ist, sich selbst zum Auslaufmodell zu machen."

Leitungspersonen im Pflegeheim begründen dies oft mit dem Argument, die Angehörigen könnten sich stationäre Betreuung im Pflegeheim nicht mehr leisten – sicherlich trifft das für Einrichtungen in privater Trägerschaft zu. Vielleicht liegt es an den Charakteristika der Einrichtung Pflegeheim selbst, und die Frage ist zu stellen, ob Pflegeheime überhaupt Orte sein können, „wo Ansprüche der Individualisierung und der Sicherung der Persönlichkeitsrechte gewahrt werden" (Heller/Wegleitner

2006). Diese Überlegungen führen manche zur Forderung nach der Auflösung der Heime (Dörner et al. 2001) oder andere dazu, neue Formen des Wohnens im Alter zu erproben.

5. Plötzlich sind sie weg – Palliative Care in der ambulanten Pflege

Von den Anfängen der Hospizbewegung an war klar: Der Ort der Wahl für das Lebensende ist das Zuhause. Elisabeth Kübler-Ross bezieht hier in einem Vortrag eindeutig Position (Kübler-Ross 1982):

„Wenn ich Sie etwas bitten darf, ist, dass Sie ganz alte Leute am Ende des Lebens oder sterbenskranke Leute, die Sie schon zu Hause haben, nicht ganz am Ende noch ins Krankenhaus schicken. Fragen Sie sich: Warum? Man macht das nur wegen der eigenen Ängste. Wenn man keine Angst hat, wenn man eine Gruppe von Menschen hat, die auch Sie unterstützen können und die Angehörigen, wenn man eine eigene Organisation gründet, wo man gegenseitige Hilfe bekommt am Lebensende, dann ist es doch ein ganz anderes Sterben zu Hause, nicht nur für Kinder, auch für Erwachsene. "

Auch für Cicely Saunders scheint es klar gewesen zu sein, dass zu Hause zu sterben Priorität für die Hospizbewegung hat. So antwortet sie auf die Frage nach der Zukunft der Hospizbewegung (Saunders zitiert in Hörl 1999:49): *„Ich denke, es wird sehr ähnlich weitergehen. Vor allem wird sich die Betreuung von Patienten zu Hause weiterentwickeln, und es wird mehr um Patienten mit anderen Krankheiten als Krebs gehen. "*

Eine der wichtigsten Ressourcen für ein Leben und Sterben in Würde zu Hause stellen die Hauskrankenpflege und die mobilen sozialen Dienste dar. Zunehmend betreut die ambulante Pflege ihre KlientInnen bis zum Lebensende. Die Verweildauern in den Spitälern sinken, die Folge davon ist unübersehbar: die KlientInnen, die die Hauskrankenpflege übernimmt, sind in zunehmendem Maße schwer krank und damit immer öfter PalliativpatientInnen. Ihr Pflege- und Betreuungsbedarf hat in den letzten zehn Jahren zugenommen und ist komplexer geworden. Auch der Anteil an Hochaltrigen in der Betreuung zu Hause nimmt zu. Die Anforderungen an die fachlichen Kompetenzen der Pflegenden steigen. Die Notwendigkeit, die strukturellen Rahmenbedingungen an den neuen Versorgungsbedarf anzupassen, ist offensichtlich.

Auch die Angehörigen sind gefordert: Jede Pflegesituation stellte eine große Veränderung für das Zusammenleben dar und betrifft alle Familienmitglieder. Das ganze Leben ist auf die Pflege ausgerichtet. Die KlientInnen und ihre Angehörigen brauchen in dieser Situation vor allem eines: ein Versorgungsnetzwerk, das Sicherheit gibt, das vorausschauend und gut abgestimmt Unterstützung anbietet. Miteinander reden und sich miteinander abstimmen hat in diesem Moment Priorität. Personelle Kontinuität auf Seiten der Hauskrankenpflege hilft, die sozialen Beziehungen und das Familiensystem zu stabilisieren.

Die Hauskrankenpflege und die mobilen sozialen Dienste können die Last des Zu-Hause-Sterbens nicht alleine tragen. Sie sind auf Kooperationen angewiesen: Mit den Angehörigen, den HausärztInnen, den NotärztInnen und den mobilen Palliativteams. Nach langen, vertrauensvollen Beziehungen ist es oft traurig, dass es keinen guten Abschied gibt – weder vor noch nach dem Tod einer Klientin. Die Hauskrankenpflege leidet ganz besonders unter chronischem Personalmangel und Ressourcenknappheit (vgl. Wegleitner/Heimerl/Wild 2007).

Es ist leider nicht anzunehmen, dass es in Zukunft mehr Menschen ermöglicht wird, zu Hause zu sterben, die Zahlen über Sterbeorte weisen darauf hin, dass der Anteil an Menschen, die in Pflegeheimen sterben, steigend ist, während diejenigen, die „an der Wohnadresse" sterben können, gleich bleiben (Statistik Austria 2005).

Zu Hause sterben zu können ist voraussetzungsvoll. Welche Voraussetzungen, müssen gegeben sein, damit die ambulante Pflege die Versorgung von PalliativpatientInnen übernehmen kann? Klaus Dörner formuliert das so (Dörner 2003:186):

„Das ambulante Hospiz schließlich kommt dem angestrebten Zustand, von dem wir alle intuitiv wissen, wie er auszusehen hat, zumal uns die AIDS-Sterbebündnisse dies vorgemacht haben, gegenwärtig vermutlich am nächsten, weil es – im Verein mit Hausärzten und ambulanter Pflege – das Sterben in den eigenen vier Wänden wieder ermöglicht."

Die von Dörner skizzierten Voraussetzungen ergeben ein komplexes Betreuungsnetz: Das ambulante Hospiz im Verein mit Hausärzten und ambulanter Pflege. Projekterfahrungen zeigen, dass das Betreuungsnetz in der Realität noch komplexer ist: Denn erstens ist die ambulante Pflege an sich schon ein Verbund aus Dienstleistungen, bestehend aus unter-

schiedlichen sozialen Diensten, Krankenpflege und ehrenamtlichen MitarbeiterInnen. Zweitens braucht es eine gute Kooperation mit ÄrztInnen.
Verschiedene Modelle der Zusammenarbeit mit MedizinerInnen für die
Betreuung von sterbenden Menschen zu Hause sind denkbar, alle müssen sorgfältig verhandelt werden: die Kooperation mit HausärztInnen,
die mit NotärztInnen und die mit ÄrztInnen der mobilen oder stationären Hospiz- oder Palliativversorgung. Und drittens sind hier auch die
informellen HelferInnen – Familie, FreundInnen, NachbarInnen mitzu-
denken, mitzubetreuen und zentral zu beteiligen. Das „Mottala-Projekt"
(Beck-Friis 1993 zitiert in Klaschik/Husebø 1998:248ff.) zeigt auf, um
welcher Herausforderungen es geht, damit Leben bis zuletzt zu Hause
gelingen kann. Selbst unter den idealen Bedingungen dieses Projektes
wird klar, dass es für über 10% der PatientInnen nicht möglich war, zu
Hause zu sterben.
Gute Versorgung von Palliativpatientinnen zu Hause hat viele Voraussetzungen. Diese zu erfüllen, erfordert finanzielle und personelle Ressourcen und mehr als die politische Absichtserklärung „ambulant vor
stationär" – anschaulich wird das im Palliativkonzept des Landes Nordrhein-Westfalen vor Augen geführt (vgl. NRW – MGSFF).

6. Voraussetzungen für das Gelingen von Palliative Care Prozessen

Wir sterben also institutionalisiert. Damit wir bis zuletzt in Würde leben und sterben können, brauchen wir einen menschenwürdigen Umgang mit sterbenden Menschen im Krankenhaus, im Pflegeheim und in der ambulanten Pflege. Warum es nicht (immer) gelingt, diesen menschenwürdigen Umgang – wie ihn die Hospizbewegung vorlebt – umzusetzen, hoffe ich im ersten Teil dieses Textes dargelegt zu haben. Auf der anderen Seite lässt sich – auf Basis von Projekterfahrungen [7] – eine Vorstellung davon entwickeln, was es braucht, damit es gelingt (vgl. Heimerl 2006). Wissen über die Entwicklung von Organisationen spielt für dieses Gelingen eine zentrale Rolle. Die Erfahrungen mit Palliative Care Prozessen – mit diesem Begriff möchte ich Organisationsentwicklungsprojekte in Palliative Care hier benennen – sind am besten in dem Satz wiederzugeben: Komplexe Probleme erfordern komplexe Lösungen. Die Voraussetzungen für das Gelingen von Organisationsentwicklung in Palliative Care lassen sich so zusammenfassen:

- „Jemand soll in der Nähe sein" – die Sicht der Betroffenen einbeziehen
- „Und wer schaut auf uns?" – Partizipation und Entlastung der MitarbeiterInnen
- „Es dauert so lange bis wir uns verständigen" – Interdisziplinäre Teamarbeit ist eine Herausforderung
- „Darüber reden tut gut" – Ethische Entscheidungsprozesse am Lebensende
- „Ich stehe hinter Dir" – die zentrale Rolle der Leitung in Palliative Care Prozessen
- „Ein Leitbild, das leitet" – die Unterstützung des Trägers
- „Haben wir einen Auftrag dafür?" – die Rolle des Projektmanagements
- Top-down oder Bottom-up? – die Bedeutung von Projektdesigns

Abbildung 2: Voraussetzungen für das Gelingen von Organisationsentwicklung in Palliative Care

---

[7] In den fast 10 Jahren ihres Bestehens wurden an der Abteilung Palliative Care und OrganisationsEthik an der IFF zahlreiche Projekte der Organisationsentwicklung mit unterschiedlichen Trägern in Deutschland, Österreich, der Schweiz, Südtirol und Luxemburg durchgeführt (siehe auch http://www.uni-klu.ac.at/pallorg).

Anhand von Fallbeispielen sollen diese Voraussetzungen für das Gelingen von Palliative Care Prozessen aufgezeigt werden. Die Fälle sind fiktiv und enthalten jeweils Elemente und Erfahrungen aus mehreren Projekten. Die Fälle sind auch prototypisch und ideal überzeichnet – so spielt sich das im wirklichen Leben nicht ab. Die Realität ist turbulenter, mit Widerständen und Stolpersteinen ist immer zu rechnen. Kein Prozess läuft so glatt ab, wie das hier aus Gründen der Anschaulichkeit dargestellt wird.

6.1. „ES SOLL JEMAND IN DER NÄHE SEIN" – DIE SICHT DER BETROFFENEN EINBEZIEHEN

„Du zählst, weil du bist, wer du bist.
Und du zählst bis zum letzten Moment deines Lebens."
(Cicely Saunders zitiert in Hörl 1999: 8)

Bei unserem Besuch in einem Pflegeheim in Rotterdam (Niederlande) lernten wir auch die mit der Trauerbegleitung beauftragte Psychotherapeutin des Hauses kennen. Auf unsere Frage, was sie als ihre wichtigste Aufgabe sieht, meinte sie: Jedem Menschen am Lebensende zu der Erkenntnis zu verhelfen „that he or she was a good person". Besser und knapper lässt sich das Menschenbild in Palliative Care und die für die Hospizbewegung so typische radikale Orientierung an den Betroffenen und ihren Bedürfnissen nicht beschreiben. Diese radikale Betroffenenorientierung (Heller/Knipping 2006) ist die wichtigste Aufgabe in Palliative Care.

Palliative Care Prozesse können nur gelingen, wenn sie die Prinzipien von Palliative Care aufnehmen. Was heißt das? Nicht nur die Versorgung, die tagtägliche Pflege der Menschen am Lebensende orientiert sich radikal an den Betroffenen, sondern auch das Projekt, das beispielsweise dazu dient, die Prinzipien von Palliative Care im Pflegeheim einzuführen. Im Zentrum von Palliative Care Prozessen steht die Frage: Wie können wir die Betroffenen in unser Projekt einbeziehen, wie ihre Sichtweisen aufnehmen? Es geht darum, die Betroffenen zu Beteiligten zu machen. Mit Betroffenen meine ich hier nicht nur die schwerkranken und sterbenden BewohnerInnen, KlientInnen, PatientInnen und Gäste, sondern auch ihre Angehörigen, die ganze Familie. Denn die Angehörigen sind immer „Mitleidende und Mitbetroffene" sie sind in Palliative Care ebenfalls „AdressatInnen der palliativen Versorgung und müssen um ihrer selbst willen Beachtung finden" (Schmidl 2007: 48).

Manchmal werden forschungsethische Bedenken gegen das Einbeziehen oder Interviewen von Menschen am Lebensende in Palliative Care Projekten vorgebracht. Es sei diesen Menschen nicht zuzumuten, wenn es ihnen ohnedies schon schlecht gehe, auch noch interviewt zu werden. Ich möchte hier dazu ermutigen, diese Frage umzudrehen. Die Frage ist nicht, ob es ethisch vertretbar ist, schwerkranke und sterbende Menschen in ein Palliative Care Projekt einzubeziehen. Die Frage ist vielmehr: Ist es ethisch vertretbar, sie *nicht* einzubeziehen? Dennoch: Bei aller Notwendigkeit, Betroffene in Projekte einzubeziehen – Freiwilligkeit und eine gute Möglichkeit, ein Interview abzulehnen gehören zu den Grundvoraussetzungen. Sie sind ein Ausdruck des Respekts vor der Autonomie der Betroffenen.

In mehreren Projekten haben wir gute Erfahrungen gemacht, die MitarbeiterInnen darin zu schulen, mit Hilfe eines Gesprächsleitfadens ihre BewohnerInnen oder PatientInnen selbst zu befragen, was für sie am Lebensende wichtig ist. Das erste Projekt, in dem dies so gemacht wurde, ist das Projekt OrganisationsKultur des Sterbens mit Diakonie in Düsseldorf (Heller/Heimerl/Zepke/Zimmermann-Seitz 2000 und Heimerl 2000). Aus diesem Projekt stammt auch das Zitat einer Bewohnerin: „Jemand soll in der Nähe sein". Der „Einsamkeit der Sterbenden in unseren Tagen" (Elias 1982) lässt sich vor allem über Nähe begegnen. Allerdings heißt das nicht, dass ständig eine Betreuungsperson am Bett einer hochbetagten, schwerkranken oder sterbenden Bewohnerin sitzen soll. Im Gegenteil: Für viele schwache Menschen wird die ununterbrochene Anwesenheit von Anderen zur Belastung. Sie ist den wenigsten ein echtes Bedürfnis. Vielmehr geht es darum, zu wissen, dass jemand in ihrer Nähe ist, dass sie mitgedacht sind. Dies zu wissen, war im Projekt für die Betreuenden entlastend. Denn ständige Anwesenheit zu organisieren, ist aufwändig und nicht immer gut möglich. Das Bedürfnis nach Nähe in Zeiten der Schwäche ist unter anderem eine Erklärung dafür, warum viele Menschen im Krankenhaus (oder im Pflegeheim) nicht alleine in einem Ein-Bett-Zimmer liegen wollen.

Nicht immer geht es darum, die Betroffenen unmittelbar einzubeziehen. Viele Maßnahmen können zur radikalen Betroffenenorientierung von Dienstleistungen beitragen, ohne die Betroffenen selbst einzubeziehen. So kann beispielsweise das Einrichten von Supervision oder von ethischen Fallbesprechungen im Pflegeheim entlastend sein für die MitarbeiterInnen, und sie können sich in ihrer Arbeit wieder besser auf die Bedürfnisse der BewohnerInnen einstellen.

6.2 „UND WER SCHAUT AUF UNS?" – PARTIZIPATION UND ENTLASTUNG DER MITARBEITERINNEN

Projektarbeit (und mit der geht Organisationsentwicklung immer einher) ist zunächst Mehrarbeit – weit davon entfernt, den MitarbeiterInnen rasche Entlastung zu bringen. Wenn im Projekt die Patienten- oder Bewohnerorientierung im Mittelpunkt steht, stellen MitarbeiterInnen berechtigter Weise die Frage: „Und wer schaut auf uns?" (vgl. Heimerl/Heller/Kittelberger 2005). Betroffenenorientierung ohne Mitarbeiterorientierung macht keinen Sinn, wenn schon nicht um der MitarbeiterInnen selbst willen, so doch wegen der PatientInnen und BewohnerInnen. Unzufriedene und überforderte MitarbeiterInnen sind nicht in der Lage, sich für die BewohnerInnen zu engagieren. Die betroffenen BewohnerInnen, PatientInnen oder KlientInnen brauchen zu ihrem Wohlergehen Pflegende und Betreuende, die sich wertgeschätzt und respektiert fühlen – damit es allen gut geht.

In der Betreuung am Lebensende sind nicht nur die schwerkranken und sterbenden Menschen und ihre Angehörigen Betroffene – sondern auch die Betreuenden, die MitarbeiterInnen und ehrenamtlichen HelferInnen. Das Leid, die Schmerzen und die schwierigen Entscheidungen der PatientInnen betreffen auch die Menschen, die mit Behandlung, Betreuung und Begleitung befasst sind. Wenn ein Mensch nach einer langen und/oder intensiven Betreuungssituation stirbt, hinterlässt er oder sie Trauer – nicht nur bei den Angehörigen, sondern auch bei den Betreuenden. Es braucht gute Orte und Rituale, örtliche und zeitliche Räume zum Nachdenken, zum Innehalten und um Betroffenheit zu thematisieren, die die MitarbeiterInnen bei ihrer schweren Aufgabe unterstützen.

6.3 „ES DAUERT SO LANGE BIS WIR UNS VERSTÄNDIGEN" – INTER-DISZIPLINÄRE TEAMARBEIT IST EINE HERAUSFORDERUNG

Palliative Care ist eine interdisziplinäre Aufgabe und das ist eine Herausforderung. Palliative Care erfordert Verständigungsprozesse zwischen unterschiedlichen Berufsgruppen. Schneller redet es sich jedoch mit den ‚eigenen Leuten', in der eigenen Fachsprache. Die Zusammenarbeit zwischen verschiedenen Berufsgruppen, zwischen Pflege und Medizin, zwischen Physiotherapie, Psychologie, Sozialarbeit oder Seelsorge ist aufwändig, ungewohnt und neu. Interdisziplinäre Verständigung in Palliative Care Prozessen stellt oft „überraschende Vernetzungen" her (Grossmann/Scala 1996). Durch diese Überraschungen entstehen neue Denkweisen, neue Einsichten und neue Lösungswege für alle Beteiligten. Ein Beispiel: Die stationsleitende Oberärztin im Krankenhaus entlässt eine Patientin unerwartet nach der Visite noch am selben Tag. Wie so oft führt das dazu, dass die Patientin innerhalb der nächsten Tage wieder stationär aufgenommen wird. Wenn es hier interdisziplinären Austausch mit der (ambulanten) Pflege oder der Sozialarbeiterin des Krankenhauses gibt, kann gemeinsam das Wissen hergestellt werden, dass Entlassung von hochbetagten Menschen nach Hause gute Vorbereitung braucht, für die Angehörigen, für die ambulante Pflege und auch für den Hausarzt. Gemeinsam im interdisziplinären Austausch könnte hier eine Lösung erarbeitet werden: Die Oberärztin könnte die Patientin einige Tage später entlassen, die stationäre Pflege könnte inzwischen die ambulante Pflege und den Hausarzt verständigen, die Sozialarbeiterin die Angehörigen, damit die Betreuung zu Hause gut vorbereitet werden kann.

6.4 „DARÜBER REDEN TUT GUT" – ETHISCHE ENTSCHEIDUNGS-PROZESSE AM LEBENSENDE

Die ethische Frage nach dem Guten stellt sich auch und insbesondere für das Lebensende. Zunächst lässt sich in Palliative Care nach dem Guten fragen unter dem Aspekt: „Was ist gut für uns am Lebensende?". Leichter noch ist die Frage zu beantworten: „Was ist *nicht* gut für uns am Lebensende?". Es ist nicht gut für uns, alleine und abgeschoben in einem kalten Badezimmer zu sterben, wie dies noch vor zehn Jahren durchaus üblich war. Es ist sicher auch nicht gut für uns, wenn wir – hochbetagt – am Ende unseres Lebens angekommen sind und – gegen unseren Willen – mit Hilfe einer PEG Sonde zwangsernährt werden. Vielfach sind MitarbeiterInnen in der Betreuung am Lebensende mit ethischen Fragestellungen konfrontiert. Wichtiger noch als die Frage: Was sollen wir tun? ist die Frage: Wie wollen wir das entscheiden?. Wer soll mitreden, wer soll, kann, darf oder muss sich in die Entscheidung einbringen, ob eine BewohnerIn ins Krankenhaus eingewiesen wird?

Es ist entlastend für alle Beteiligten, wenn Entscheidungen nicht einsam in ärztlicher „Letztverantwortung" getroffen werden, sondern, wenn die betroffenen PatientInnen, Angehörige und MitarbeiterInnen in die Entscheidung einbezogen werden. Palliative Care umzusetzen bedeutet, ethische Fallbesprechungen einzuführen, in denen gemeinsam darüber beraten wird, was gut für uns als MitarbeiterInnen und was gut für unsere PatientInnen oder BewohnerInnen ist (vgl. Reitinger/Heimerl/Heller 2007).

6.5 „ICH STEHE HINTER DIR" – DIE ZENTRALE ROLLE DER LEITUNG IN PALLIATIVE CARE PROZESSEN

Die Bedeutung der Leitung für gelingende Palliative Care Prozesse kann gar nicht hoch genug eingeschätzt werden. Eduardo Bruera beschreibt als die vierte, letzte und anzustrebende Phase der Einführung von Palliativer Kultur im Krankenhaus die Phase der „Palliaktivität". Sie ist gekennzeichnet dadurch, dass Palliative Care MitarbeiterInnen ausgewählt werden, dadurch, dass dem Palliative Care Programm eine administrative Struktur zugeordnet wird (wie zum Beispiel eine Station), dadurch, dass offizielle Ausbildungsmöglichkeiten geschaffen werden und dass PatientInnen zugewiesen werden. Alle die genannten Aufgaben erfordern Leitungsentscheidungen.

Die Individualität der schwerkranken und sterbenden Menschen zu berücksichtigen, erfordert oft ein Abgehen von der Routine – Individualität lässt sich nicht standardisieren. Deshalb brauchen MitarbeiterInnen in Palliative Care „ihre" Leitungen, die ihnen dabei den Rücken stärken.

Viele Palliative Care Prozesse gehen von den MitarbeiterInnen aus, das heißt sie beginnen an der Basis. Eine häufige Situation: Eine engagierte

Pflegende besucht einen Palliative Care Kurs und versucht nach ihrer Rückkehr Palliative Care in der einen oder anderen Form in ihrem Haus umzusetzen – und scheitert im ersten Anlauf. Oft deshalb, weil sie die Leitung nicht im Boot hat. Das Fallbeispiel „Palliativer Konsiliardienst" weiter unten beschreibt, wie die Leitung in einen solchen von den MitarbeiterInnen an der Basis ausgehenden Projekt einbezogen werden kann, damit die Umsetzung gelingt.

6.6 „EIN LEITBILD, DAS LEITET" – DIE UNTERSTÜTZUNG DES TRÄGERS

Die Implementierung von Palliative Care in Einrichtungen ist nur dann nachhaltig möglich, wenn Palliative Care auch als strategisches Thema vom Träger aufgegriffen wird. Projekte, in denen das nicht gelingt, laufen Gefahr, das Thema herunterzuspielen.

Oftmals werden Palliative Care Prozesse für eine einzelne Einrichtung (ein Altenheim, ein Krankenhaus) angedacht. Es ist wichtig, die Hospizidee innerhalb einer Einrichtung umzusetzen (vgl. u.a. Kojer 2002, Orth et al. 2002, Wilkening/Kunz 2003). Genauso wichtig ist es, die Implementierung zwischen den Einrichtungen zu denken, das heißt im ganzen Träger. Einrichtungen können gut aus der Vernetzung mit und aus den Erfahrungen von anderen Einrichtungen ihres Trägers lernen. MitarbeiterInnen brauchen für ihre Arbeit nicht nur die Unterstützung ihrer unmittelbaren Leitung, sondern auch Weichenstellungen des Trägers. Nur auf dieser Ebene gelingt es, die notwendigen Ressourcen bereitzustellen, politisches Lobbying für das Thema zu machen und Palliative Care nachhaltig zu verankern. Als Erfolg der Implementierung des Palliative Care Prozesses auf Trägerebene ist es zu bezeichnen, wenn das Thema Sichtbarkeit und (unternehmensinterne) Öffentlichkeit über strategisch wichtige Schriftstücke wie das Leitbild oder ein Positionspapier erhält (vgl. Heimerl/Heller/Kittelberger 2005, siehe beispielsweise St. Vinzenz Holding o.J.). Damit ein Leitbild nicht zu einem „Lightbild" verkommt, braucht es Lebendigkeit. Die kann gut gelingen, wenn in das Verfassen eines solchen trägerweiten Papiers sowohl Leitungskräfte aus unterschiedlichen Häusern als auch MitarbeiterInnen an der Basis einbezogen sind, wie das durch das folgende Projektdesign veranschaulicht werden soll (vgl. ZITHA 2005).

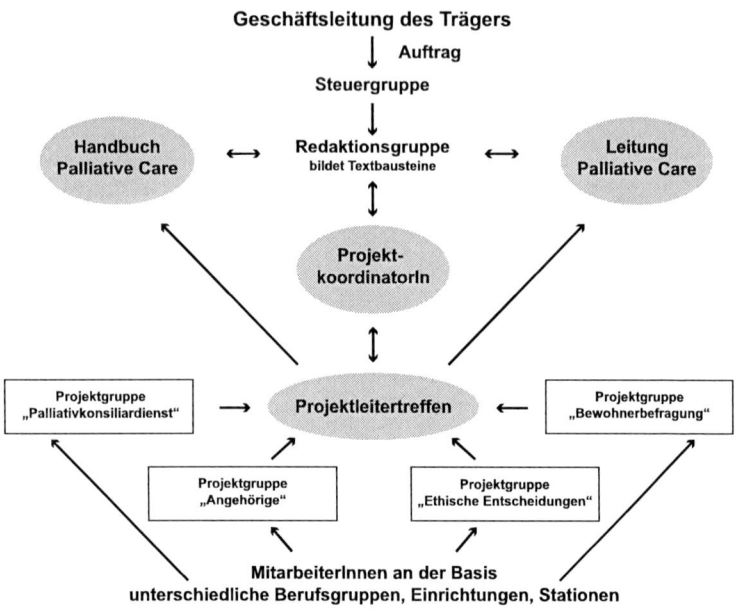

Abbildung 3: Fallbeispiel: Trägerweites Palliative Care Handbuch

In diesem Fallbeispiel gehören mehrere Pflegeheime und ein großes Krankenhaus zum Träger. Die Geschäftsführung des Trägers entscheidet sich dafür, einen Palliative Care Prozess zu beginnen. Die MitarbeiterInnen an der Basis aus unterschiedlichen Pflegeheimen und unterschiedlichen Abteilungen des Krankenhauses sind über Workshops zur Erkundung der Ressourcen in den Prozess eingebunden. In den Workshops geht es um die Fragen: Was gelingt uns gut im Umgang mit schwerkranken und sterbenden Menschen? Und: Wo sehen wir Verbesserungsmöglichkeiten? Aus dieser Erkundung der Ressourcen entstehen mehrere Projektgruppen, die den Umgang mit BewohnerInnen und PatientInnen am Lebensende weiterentwickeln wollen.

Gleichzeitig wird eine Steuergruppe eingerichtet, die die Erkundung der Ressourcen begleitet. Der Steuergruppe gehören die Geschäftsleitung des Trägers, Leitungspersonen aus verschiedenen Einrichtungen und

MitarbeiterInnen der Trägerzentrale an. Im Verlauf des Projektes entscheidet die Steuergruppe, ein Handbuch Palliative Care für den Träger zu verfassen. Das Handbuch soll Positionen und Handlungsmöglichkeiten für die wichtigsten Aspekte von Palliative Care enthalten. Die Textteile entstehen sowohl in den Projektgruppen als auch in der Steuergruppe. Mehrmals treffen ProjektleiterInnen und Steuergruppe einander, um über die bis dahin vorliegenden Textteile zu diskutieren. Die Verständigung darüber, was in dem Handbuch stehen soll, findet im Diskurs zwischen MitarbeiterInnen und Leitung, zwischen Altenpflegeheimen und Krankenhaus, zwischen Medizin, Pflege und anderen Berufsgruppen statt. Eine Redaktionsgruppe versammelt die so entstandenen Texte und sorgt für Einheitlichkeit im Aufbau und Layout. Das Ergebnis eines solchen kollektiven Schreibprozesses muss notwendigerweise immer ein Kompromiss sein, es wird sich am Ende des Projektes sicherlich niemand finden, der alle Sätze des Handbuchs zu 100% unterschreiben würde. Der Prozess ist hier das Entscheidende: Am Ende des Projektes hat quer über den ganzen Träger ein Diskussionsprozess über die wichtigsten Inhalte von Palliative Care stattgefunden, das Thema hat eine einzigartige Verankerung im Träger erfahren.

6.7 „HABEN WIR EINEN AUFTRAG DAFÜR?" – DIE ROLLE DES PROJEKTMANAGEMENTS

Wenn man etwas Neues in einer Organisation einführen will, sind Projekte unverzichtbar. Das Schönste an ihnen ist, dass sie ein Ende haben. Sie sind zeitlich begrenzt und überschaubar, sie haben ein oder mehrere gut definierte Ziele und sie haben idealer Weise Erfolgskriterien anhand derer man sehen kann, ob das Vorhaben seine Ziele erreicht hat. Somit erfüllen Projekte eine doppelte Funktion: Sie tragen zur Problemlösung und zur Entwicklung der Organisation bei (vgl. Grossmann/Scala 1996: 77).

Zu den wichtigsten Schritten eines Projektes gehört es, mit dem Auftraggeber einen Auftrag zu verhandeln. Der Projektauftrag legt die Rahmenbedingungen des Projektes fest: Ziele, Erfolgskriterien (und „erfolgreiche Strategien des Scheiterns"), Projekt-Beteiligte, Ressourcen im Projekt, geplante Maßnahmen, Zeitplan und Kosten(schätzung) sind die zentralen Eckpfeiler eines Projektauftrags (vgl. Grossmann/Scala 1996; Schiersmann/Thiele 2000).

Aufträge zu verhandeln und Projekte zu leiten oder zu koordinieren, ist eine anspruchsvolle Aufgabe. Wenn ein Palliative Care Prozess begonnen werden soll, lohnt es sich, eine oder mehrere MitarbeiterInnen in Projektmanagement ausbilden zu lassen oder sich externe Begleitung mit Projektmanagement Know-how dazu zu holen. Das hat zwar den Nachteil, dass das Know-how am Ende des Projektes mit der externen Begleitung gemeinsam die Einrichtung wieder verlässt. Externe Begleitung während eines Projektes entlastet jedoch die MitarbeiterInnen im Projekt, schafft reflexive Distanz und bringt Prozesssicherheit.

Für die Organisationen, von denen wir hier sprechen, ist es eine der wichtigen Besonderheiten, dass Projekte einen hierarchiefreien Raum darstellen. Projekte sind quer zur Hierarchie eingerichtet und weichen vom Normalbetrieb ab. Wichtig ist das deshalb, weil Organisationen des Gesundheitssystems streng hierarchisch funktionieren. Und wichtig deshalb, weil nur wenn diese Hierarchie aufgehoben wird, das enorme Erfahrungswissen der MitarbeiterInnen darüber, was Ressourcen und Defizite im Umgang mit sterbenden Menschen sind, zum Tragen kommen kann. Es kann manchmal schwierig sein, MitarbeiterInnen an der Basis davon zu überzeugen, dass sie in Projekten in Gegenwart der Leitung von ihrem Recht, über ihre Erfahrungen zu sprechen, Gebrauch machen – aber es lohnt sich. In Projektgruppen kann gedacht, geplant und entschieden werden, was im normalen hierarchischen Betrieb nicht möglich ist. Immer wieder stoßen Projektgruppen daher auf Widerstände, die Hierarchie setzt sich zur Wehr. Projekte zu leiten, verlangt viele Kompetenzen, unter anderem die Fähigkeit, notwendige Konflikte mit der Hierarchie zu bearbeiten. Auch dabei kann externe Begleitung unterstützend sein (vgl. Heintel/Krainz 1988).

6.8 TOP-DOWN ODER BOTTOM-UP? ÜBER DIE BEDEUTUNG VON PROJEKTDESIGNS

Palliative Care Prozesse brauchen ein Design, einen guten Entwurf, wie das Projekt anzugehen ist. Das Projektdesign entscheidet darüber, wie der Prozess gestaltet ist – in den vier Dimensionen inhaltlich, sozial, zeitlich und räumlich (Königswieser/Exner 1998:48). Der Vergleich mit der Kunst liegt nahe. Ein gutes Projektdesign zu entwerfen, ist ein kreativer Prozess, der viel Engagement und Erfahrung verlangt. ProjektleiterInnen in Palliative Care Prozessen sind in gewissem Sinne KünstlerInnen. Die Behauptung, Palliative Care Prozesse gelingen dann, wenn ihr Design sowohl Top-down als auch Bottom-up angelegt ist, klingt plausibel und ist schnell aufgestellt. Sie soll hier anhand von zwei Fallbeispielen verdeutlicht werden.

FALLBEISPIEL: STIFTUNG „LEBEN IM ALTER"
– EIN TOP-DOWN-PROZESS

Die Zentrale eines großen Trägers von Altenhilfeeinrichtungen hat bei der Stiftung „Leben im Alter" um Ressourcen für einen Palliative Care Prozess angesucht. Das Ansuchen wurde bewilligt, 70.000 EUR wurden zugesprochen. Nun stellt sich die Frage, wie diese Ressourcen auf die 30 Einrichtungen (Pflegeheime und betreutes Wohnen) zu verteilen sind. Sollen alle Einrichtungen einen gleichen Anteil an den Finanzen erhalten? 70.000 geteilt durch 30 ergibt etwa 2.300 EUR für jede Einrichtung, zu wenig, um etwas Sinnvolles zu beginnen. Wenn nicht alle an dem Palliative Care Prozess teilnehmen können, wie ist die Auswahl zu treffen? Und wie können die Einrichtungen, die nicht unmittelbar beteiligt sind, dennoch einbezogen werden?
Die Trägerzentrale formuliert eine Ausschreibung, die alle Einrichtungen einlädt, sich mit Konzepten für Palliative Care Projekte zu bewerben. In der Ausschreibung wird formuliert, welche Kriterien die Projekte erfüllen sollen (z.B. Patientenorientierung, alle Stationen des Hauses, Projektleitung mit Fortbildung in Palliative Care) und welche Unterstützung den Projekten zur Verfügung steht (z.B. externe Projektbegleitung, Kooperation mit der Hospizbewegung vor Ort, Ressourcen für Fortbildung und Mitarbeiterfreistellung für Projektarbeit). Dieses Vorgehen wird in der Heimleiterkonferenz dargestellt und zur Abstimmung gebracht. Wenn die Heimleitungen einverstanden sind, kann die Ausschreibung beginnen und die Einrichtungen können sich bewerben. Sechs Einrichtungen werden zunächst ausgewählt, etwa die Hälfte des Budgets steht für diese sechs eingereichten Projekte zur Verfügung.
Die andere Hälfte des Budgets dient dazu, einerseits die Vernetzung zwischen den sechs Modellhäusern zu ermöglichen und andererseits den Wissenstransfer zwischen den Modellhäusern und den nicht beteiligten Häusern zu unterstützen. Eine Steuergruppe wird eingerichtet, in der die

Heimleitungen der sechs Modellhäuser, die interne Projektkoordinatorin in der Trägerzentrale, die stellvertretende Geschäftsführung des Trägers und die Leiterin der Hospizbewegung vor Ort zusammenkommen. Hier findet die Vernetzung zwischen den Modellhäusern auf Leitungsebene statt. In einer Projektmesse am Ende der Projektlaufzeit können die Modellhäuser ihre Projekte vorstellen und den Häusern präsentieren, die nicht am Palliative Care Prozess beteiligt waren.

Das entsprechende Projektdesign könnte so aussehen:

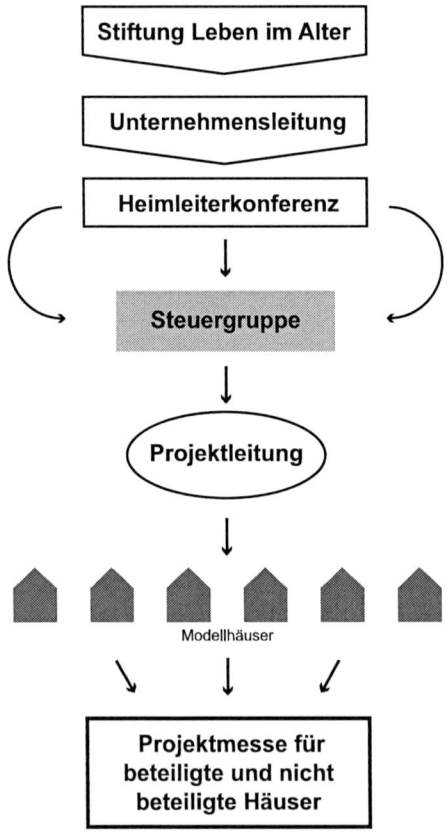

Abbildung 4: Fallbeispiel „Stiftung Leben im Alter"

Dieses Projekt ist primär Top-down konzipiert, das heißt, der Veränderungsimpuls geht von der Unternehmensspitze (Geschäftsführung des Trägers) aus und wird von dort hierarchisch nach unten kommuniziert. Unverzichtbar für das Gelingen eines solchen Prozesses ist es, dass die Projektidee in den einzelnen Häusern gut kommuniziert und akzeptiert wird. Die Geschäftsführung des Trägers muss auf die eine oder andere Weise (je nach Unternehmenskultur) um die positive Aufnahme ihrer Idee in den Einrichtungen, bei Heimleitungen und MitarbeiterInnen werben.

FALLBEISPIEL: PALLIATIVER KONSILIARDIENST
– EIN BOTTOM-UP-PROZESS

Anlässlich eines Palliative Care Kurses an der Universitätsklinik haben einander mehrere MitarbeiterInnen von verschiedenen Abteilungen (Onkologie, Anästhesie und innere Medizin) eines Krankenhauses kennen gelernt. Sie haben beschlossen, eine Projektgruppe für die Einrichtung eines Palliativkonsiliardienstes (PKD) zu gründen. Um den Prozess von unten nach oben im Krankenhaus zu verankern, beschließt die Projektgruppe in den folgenden fünf Schritten vorzugehen:

Schritt 1: Ziele festlegen

Der erste Planungsschritt besteht darin, miteinander in der Projektgruppe die Ziele des Projektes zu vereinbaren. Dazu muss die Projektgruppe folgende Fragen beantworten:
- Was sind unsere wichtigsten Projektziele?
- Welche Unterziele (Zwischenziele) ergeben sich daraus?
- Was sind unsere Erfolgskriterien? Woran werden wir merken, dass das Projekt etwas verändert hat?
- Was soll nicht passieren? Wie könnten wir das Projekt „erfolgreich zum Scheitern bringen"?

Schritt 2: Projektumweltanalyse (vgl. Grossmann/Scala 1996)

Daran schließt sich die Projektumweltanalyse, die zwar oft als aufwändig erlebt wird, jedoch immer besonders wichtiges Wissen für das Projekt zu

Tage befördert und außerdem meist Spaß macht. Aufgabe der Projektumweltanalyse ist es, folgende Fragen zu beantworten:
- Wen müssen wir in das Projekt einbeziehen?
- Wer ist wichtig für die Umsetzung des Projektes?
- Welche Kooperationen streben wir im Projekt an?

Projektumweltanalyse (vgl. Grossmann/Scala 1996)

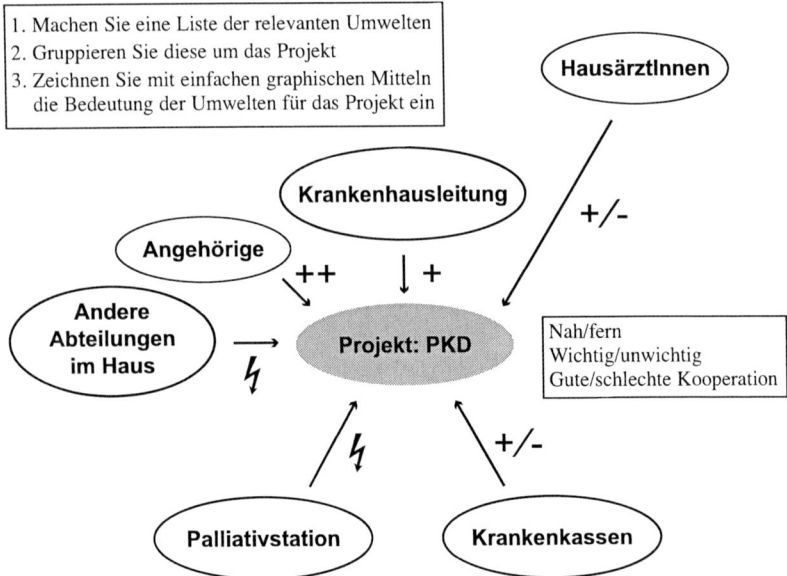

1. Machen Sie eine Liste der relevanten Umwelten
2. Gruppieren Sie diese um das Projekt
3. Zeichnen Sie mit einfachen graphischen Mitteln die Bedeutung der Umwelten für das Projekt ein

HausärztInnen

Krankenhausleitung

+/-

Angehörige

++   +

Andere Abteilungen im Haus

Projekt: PKD

Nah/fern
Wichtig/unwichtig
Gute/schlechte Kooperation

+/-

Palliativstation   Krankenkassen

Abbildung 5: Projektumweltanalyse am Beispiel der Einrichtung eines Palliativen Konsiliardienstes (PKD)

Schritt 3: Auftrag verhandeln

Das Hauptproblem ist, dass die MitarbeiterInnen der Projektgruppe (noch) keinen Auftrag der Krankenhausleitung haben, da das Projekt von unten gewachsen ist. Erst der Auftrag der Krankenhausleitung stellt sicher, dass die Projektgruppe und ihre Ergebnisse Unterstützung von der Leitung erhalten werden. Der Auftrag holt die Arbeit im Projekt aus der informellen Grauzone heraus und ermöglicht es, die notwendigen Ressourcen und Kooperationen offiziell zu verhandeln. Die Projektgruppe muss jetzt entscheiden:

- Wie werden wir vorgehen, um zu einem Auftrag für die Projektgruppe zu kommen?
- Mit wem müssen wir sprechen?
- Was soll in unserem Auftrag zwischen Projektgruppe und Krankenhausleitung vereinbart werden?

Der Projektauftrag kann – je nach Organisationskultur – unterschiedlich ausführlich ausfallen. Nicht ausreichend ist ein kurzes Statement der Leitung im Sinne von: „Machen Sie mal". Der Auftrag sollte zumindest die Ziele des Projekts und die Beteiligten festlegen. Idealer Weise enthält er alle wichtigen planerischen Entscheidungen im Projekt: Ziele, Unterziele, Erfolgskriterien, Maßnahmen, Zeitplan, Projektteam und Budget. In dem hier beschriebenen Fallbeispiel bereitet die Projektgruppe einen Vorschlag für einen Auftrag vor und sendet diesen an die Krankenhausleitung. Die Projektleiterin diskutiert den Vorschlag in einer Besprechung mit der Krankenhausleitung und nimmt Modifikationen auf. Die Besprechung endet mit der Beauftragung der Projektgruppe.

Schritt 4: Die Angebote des Konsiliardienstes planen

Die Projektgruppe hat nun einen Auftrag und kann sich an die Planung der Angebote des Palliativen Konsiliardienstes machen. Wichtige Fragen für diesen Planungsschritt sind:

- Wer gehört zum Dienst? Wer nicht? Wie viele Personen?
- Was tut der Konsiliardienst? Welche Dienstleistungen kann er anbieten? Welche nicht?
- Für welche PatientInnen?
- Auf welchem Weg und von wem werden PatientInnen an den PKD überwiesen?

Um die Fragen zu beantworten, greift die Projektgruppe zuerst auf Literatur zurück (z.B. ÖBIG 2004 oder Strohscheer/Verebes/ Samonigg 2005). Zusätzlich ersucht sie Mitglieder eines bereits bestehenden Konsiliardienstes, sie zu beraten. Die Projektleiterin entschließt sich, ein zweiwöchiges Praktikum in einem nahen Krankenhaus, das einen PKD hat, zu machen.

Schritt 5: Hausinterne Öffentlichkeitsarbeit

Neue Palliative Dienste lösen im Krankenhaus Unruhe und häufig sogar Ablehnung aus. Mit Widerstand im Haus gegen die Einführung des PKD ist zu rechnen. Je früher im Projektverlauf die wichtigen Kooperationspartner aus dem Haus eingebunden sind, je früher ihre Bedenken gehört werden, je früher sie an Projektsitzungen teilnehmen, desto besser. Wer sich ausgeschlossen fühlt, oder es tatsächlich ist, leistet Widerstand.

Über diese unmittelbare Beteiligung von wichtigen Kooperationspartnern an der Projektarbeit hinaus, braucht es eine breiter gestreute hausinterne Öffentlichkeitsarbeit. Diese zu planen, ist wichtig, kann aber einer der schwierigsten Schritte sein. Damit der Konsiliardienst gut arbeiten kann, braucht er Antwort auf folgende Fragen:

- Welche KooperationspartnerInnen sollen in die Projektarbeit eingebunden werden (siehe die Umweltanalyse)?
- Wie erfahren andere Abteilungen und MitarbeiterInnen von den Angeboten des Dienstes?
- Mit welchen Medien könnten wir den Dienst hausintern bewerben?
- Wer könnte uns PatientInnen zuweisen?
- Welche Verbindlichkeit werden unsere Empfehlungen haben?

Bewährt hat es sich, jene Abteilungen und Personen aus dem Krankenhaus, auf deren Kooperation es ankommt, zu einem interdisziplinären und abteilungsübergreifenden Workshop einzuladen. Der Workshop könnte folgenden Ablauf haben:

Workshop Palliative Care im Krankenhaus
Ablauf

1. Begrüßung, Vorstellung der TeilnehmerInnen und Vorstellung des Ablaufs
2. Kennenlernrunde: Was sind Themen, die mich im Zusammenhang mit Palliative Care beschäftigen?
3. Der geplante Palliative Konsiliardienst (Vorstellung durch die Projektleiterin)
4. Feedback der TeilnehmerInnen
   Gruppenarbeit:
   • In welchen Situationen kann der Palliative Konsiliardienst unterstützend für unsere Arbeit sein?
   • Wie können wir die Arbeit des Palliativen Konsiliardienstes unterstützen?
   • Wo sehen wir Stolpersteine in der Kooperation?
5. Abschlussrunde: Vereinbarungen und nächste Schritte

Abbildung 6: Workshop Palliative Care – Ablauf

Das Design für ein Bottom-up-Projekt zur Implementierung eines Palliativen Konsiliardienstes im Krankenhaus könnte zusammenfassend so aussehen, wie in Abbildung 7 dargestellt. Die Schritte 1 bis 5 sind dabei nicht ausschließlich hintereinander zu gehen. Es macht Sinn beispielsweise mit der hausinternen Öffentlichkeitsarbeit bereits während der Planung der Angebote des Konsiliardienstes zu beginnen.

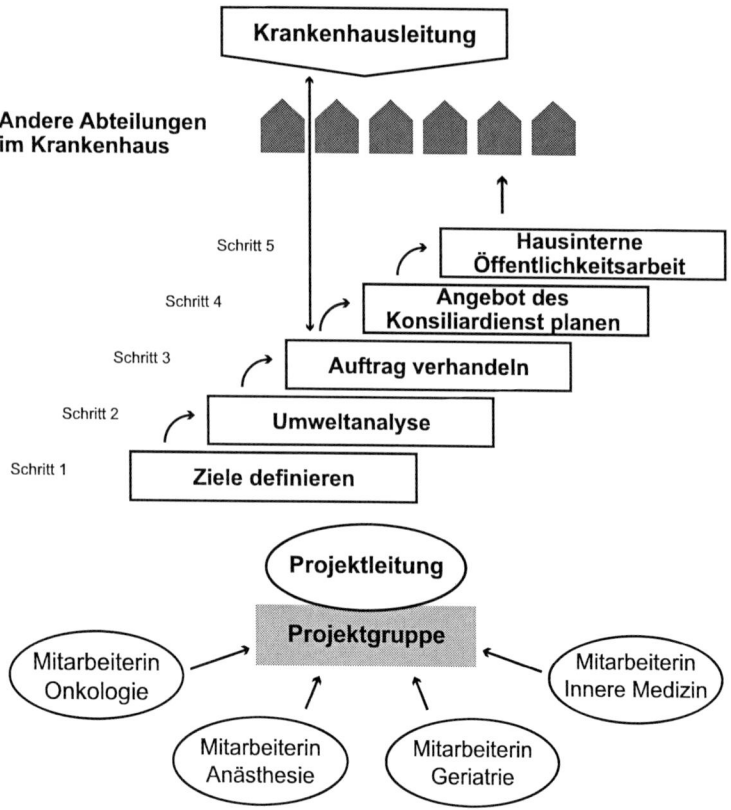

Abbildung 7: Fallbeispiel Palliativer Konsiliardienst

7. Palliative Care Prozesse verändern die Organisationskultur

Wir alle, die wir in Organisationen lernen, leben und arbeiten spüren sie sehr deutlich – dennoch ist sie so schwer zu erfassen – die Organisationskultur. Edgar Schein definiert Organisationskultur als

„… ein Muster gemeinsamer Grundprämissen, das die Gruppe bei der Bewältigung ihrer Probleme externer Anpassung und interner Integration erlernt hat, das sich bewährt hat und somit als bindend gilt."(Schein 1992:25)

Grundprämissen oder Wertvorstellungen sind zentral für die Organisationskultur. In Palliative Care werden sie oft auch als Haltung beschrieben (Heller/Knipping 2006). Vielfach unterscheidet sich die Haltung in Palliative Care von der gängigen Haltung im Krankenhaus oder im Pflegeheim. Für eine Bewohnerin im Pflegeheim macht es einen großen Unterschied, ob die Notärztin, die zu ihr gerufen wird, sich an kurativen Grundprämissen orientiert, das heißt an maximaler Lebensverlängerung. Oder ob sie sich von den Grundprämissen von Palliative Care leiten lässt, das heißt an Lebensqualität bis zuletzt orientiert. Es macht einen Unterschied in der Entscheidung, ob die Bewohnerin von der Notärztin ins Krankenhaus eingewiesen wird (entlang der kurativen Logik) oder ob sie im Pflegeheim bleiben und dort in Ruhe sterben kann (entlang der Logik von Palliative Care).

Die beobachtbare Normativität der WHO-Definition legt die Schlussfolgerung nahe, dass bei ihrer Implementierung die Grundprämissen der jeweiligen Organisation verändert werden bzw. verändert werden müssten, im Sinne von erfolgreichem Wandel. Aus dieser Erkenntnis heraus wurde der Begriff der Palliativen Kultur geprägt, der Prozess und Ergebnis der Implementierung von Palliative Care in Organisationen meint (Heller et al. 2002).

Das Wesen von Grundprämissen (oder Haltungen) ist es, dass sie unausgesprochen sind. Etwas, was nicht ausgesprochen ist, kann auch nicht verhandelt werden, so Edgar Schein. Für die Bewohnerin in unserem Beispiel bedeutet das, dass die Notärztin nicht mit ihr über ihren Wunsch, im Pflegeheim zu bleiben spricht, sich auf keine Verhandlungen einlässt, sondern strikt daran festhält, dass die Bewohnerin ins Krankenhaus eingewiesen wird. Eine wichtige Aufgabe von Palliative Care Prozessen besteht darin, Grundprämissen auszusprechen und verhandelbar zu machen. Das ist die Voraussetzung dafür, dass auf kulturelle Konflikte, das heißt, auf Widersprüche zwischen kurativen Grundprämissen und jenen von Palliative Care aufmerksam gemacht werden kann. Es geht nicht um eine Wertung der unterschiedlichen Grundannahmen, sondern um die Fragen, wie mit den Widersprüchen umzugehen ist und in welcher Situation welche Grundannahme angemessen ist. So gesehen lassen sich Palliative Care Prozesse auch als Aushandlungsprozesse zwischen unterschiedlichen Organisationskulturen bezeichnen (vgl. Heintel 2005).

8. Der Widerspruch zwischen Leben und Tod – Palliative Care in Organisationen umsetzen

Wir können heute nicht mit Sicherheit wissen, wie und wo wir unser Lebensende verbringen werden und wie dann unsere Bedürfnisse aussehen. Trotz dieser Ungewissheit können wir für das Lebensende vorsorgen. Jeder und jede Einzelne kann das für sich selbst tun, in dem er oder sie rechtzeitig – vielleicht gleich morgen – mit nahen Angehörigen und lieben Menschen über ihre Vorstellungen und Wünsche spricht.

Wenn sich der gegenwärtige Trend fortsetzt, dann ist es sehr wahrscheinlich, dass viele von uns ihr Lebensende in einer Einrichtung verbringen werden. Wir können auch auf einer kollektiven, gesellschaftlichen Ebene zur Vorsorge für unser Lebensende beitragen. Wenn wir uns selbst und allen anderen Menschen ein Sterben in Würde ermöglichen wollen, dann müssen wir uns mit den Einrichtungen auseinandersetzen, in denen Menschen ihr Lebensende verbringen. Es braucht eine Veränderung des Umgangs mit Sterbenden in allen Einrichtungen, die schwerkranke und sterbende Menschen betreuen. Es braucht Palliative Care Prozesse im Krankenhaus, im Pflegeheim und in der ambulanten Pflege.

Wenn es gelingt, Palliative Care „für alle, die es brauchen" (vgl. Bischof/Heimerl/Heller 2002) umzusetzen, – was wird dann aus der Hospizidee? Die Frage scheint berechtigt. Ursprünglich ist Cicely Saunders und mit ihr die Hospizidee aus den etablierten Organisationen des Gesundheitssystems ausgezogen. Sie hat sich aufgemacht, neue, eigene Einrichtungen, die Hospize, zu gründen. Man könnte die Hospizidee als machtkritisch, organisationsflüchtig und organisationsabwehrend beschreiben. Wenn Palliative Care für alle, die es brauchen, sein soll, dann muss die Hospizidee auf die eine oder andere Weise wieder in die Einrichtungen, die den Großteil der Sterbenden versorgen, zurückkehren. Ein Prozess, der sich mit Institutionalisierung bezeichnen lässt. Die Sorge ist nur, dass die Hospizbewegung auf dem Weg dorthin ihre Ideale verliert. David Clark beschreibt dieses Dilemma so (Clark 2002:906, Übersetzung K. Heimerl):

„Manche sehen die Integration in das Gesamtsystem als Voraussetzung für Erfolg an und als den einzigen realistischen Weg, damit Leiden am Lebensende als Public Health Problem in den Blick kommt. Für andere

stellt dies den Beginn einer riskanten Phase von neuen Entwicklungen dar, in der frühe Ideale kompromittiert werden könnten."

Was ist der Gewinn und was ist der Verlust für die Hospizbewegung, wenn sie in etablierte Versorgungskontexte integriert wird oder sich dort integriert? Die Frage wird uns noch lange beschäftigen. Zu wünschen bleibt, dass die Hospizidee inzwischen weitere Kreise zieht und immer mehr Menschen ein Sterben in Würde ermöglicht, dort, wo sie gerade leben und versorgt werden.

Literatur

Baumgartner Johann (2004): Entwicklung der Hospiz- und Palliativbetreuung in Österreich. Vortrag gehalten am Ersten Österreichischen Interdisziplinären Palliativkongress. Graz, 16. Oktober 2004

Beck Rainer (1995): Vorwort. In: Ders. (Hg.): Der Tod. Ein Lesebuch von den letzten Dingen. München: Beck, 9–14

Beck Ulrich (1995). Eigenes Leben, eigener Tod. In: Werke. Eigenes Leben. Ausflüge in die unbekannte Gesellschaft, in der wir leben. Zitiert in Beck Rainer (1995) (Hg.): Der Tod. Ein Lesebuch von den letzten Dingen. München: Beck, 249–254

Bischof Hans-Peter, Heimerl Katharina, Heller Andreas (Hg.) 2002: „Für alle, die es brauchen". Integrierte Palliative Versorgung – das Vorarlberger Modell, Freiburg i.B.: Lambertus

Bruera Eduardo (2004): The Development of a Palliative Care Culture. Journal of Palliative Care 20:4/2004; 316–319

Bundesarbeitsgemeinschaft Hospiz (2007): Hospizkultur im Alten- und Pflegeheim. Indikatoren und Empfehlungen zur Palliativkompetenz. http://www.hospiz.net/themen/hospizkultur.pdf, download 4.6.2007

Clark David (2002): Between hope and acceptance: the medicalisation of dying. In: British Medical Journal, 13 April 2002, 905–907

Clark David (2004): History, gender and culture in the rise of palliative care. In: Payne Sheila, Seymour Jane, Ingleton Christine (eds.): Palliative Care Nursing. Principles and evidence for practice. Buckingham: Open University Press, 39–51

Conradi Elisabeth (2001): Take Care. Grundlagen einer Ethik der Achtsamkeit. Frankfurt am Main: Campus.

Dörner Klaus (2003): Die Gesundheitsfalle. Woran unsere Medizin krankt. Zwölf Thesen zu ihrer Heilung. München: Econ

Dörner Klaus, Hopfmüller Elisabeth, Röttger-Liepmann Beate (2001): Aufforderung an die Fraktion des Deutschen Bundestages, eine Kommission zur „Enquete der Heime" einzusetzen. Forschungsgemeinschaft „Menschen in Heimen". Universität Bielefeld, Juni 2001

Feil Naomi, De Klerk–Rubin Vicky (1999): Validation. Ein Weg zum Verständnis verwirrter alter Menschen. München: Ernst Reinhard

Gronemeyer Reimer (1997): Die Entfernung vom Wolfsrudel. Über den drohenden Krieg der Jungen gegen die Alten. Frankfurt a.M.: Fischer

Gronemeyer Reimer (2002): Die späte Institution. Das Hospiz als Fluchtburg. In: Gronemeyer Reimer, Loewy Erich H. (Hg.): Wohin mit den Sterbenden? Hospize in Europa – Ansätze zu einem Vergleich, Münster: LIT Verlag , 139–145

Grossmann Ralph (2000): Organisationsentwicklung im Krankenhaus. In: Heller Andreas, Heimerl Katharina, Metz Christian (Hg.): Kultur des Sterbens. Bedingungen für das Lebensende gestalten. Freiburg i.B.: Lambertus, 2. Auflage, 80–105

Grossmann Ralph, Scala Klaus (1996): Gesundheit durch Projekte fördern. Weinheim, München: Juventa.

Heimerl Katharina (2000): Erfahren, wie alte Menschen sterben wollen. Systemische Evaluation im Rahmen des Projektes 'OrganisationsKultur des Sterbens'. In: Heller Andreas, Heimerl Katharina, Husebø Stein (Hg.): Wenn nichts mehr zu machen ist, ist noch viel zu tun. Wie alte Menschen würdig sterben können. Freiburg i.B.: Lambertus, 2. Auflage, 83–110

Heimerl Katharina (2006): Palliative Care in Organisationen umsetzen. Habilitationsschrift zur Erlangung der venia legendi in Palliative Care und Organisationsentwicklung. Universität Klagenfurt

Heimerl Katharina (2007): Wie sterben wir heute, wie wollen wir in Zukunft sterben? In: Hameter Wolfgang, Niederkorn-Bruck Meta, Scheutz Martin (Hg.): Tod und Ritual in der Geschichte. Wien: Studienverlag, 281–297

Heimerl Katharina, Berlach-Pobitzer Irene (2000): Autonomie erhalten: eine qualitative PatientInnenbefragung in der Hauskrankenpflege. In: Seidl Elisabeth, Stankova Martina und Walter Ilsemarie (Hg.): Autonomie im Alter. Studien zu Verbesserung der Lebensqualität durch professionelle Pflege. Pflegewissenschaft heute. Band 6. Wien: Wilhelm Maudrich, 102–165

Heimerl Katharina, Heller Andreas, Kittelberger Frank (2005): Daheim Sterben – Palliative Kultur im Pflegeheim. Freiburg i.B.: Lambertus

Heimerl Katharina, Heller Andreas, Zepke Georg, Zimmermann-Seitz Hildegund (2000): Individualität organisieren – OrganisationsKultur des Sterbens. In: Heller Andreas, Heimerl Katharina, Husebø Stein

(Hg.): Wenn nichts mehr zu machen ist, ist noch viel zu tun. Freiburg i.B.: Lambertus, 2. Auflage, 39–74

Heimerl Katharina, Pleschberger Sabine (2005): Palliative Care in Deutschland und Österreich. Angebote und Strukturen. In: Pleschberger Sabine, Heimerl Katharina, Wild Monika (Hg.): Palliativpflege. Grundlagen für Praxis und Unterricht. 2. Auflage. Wien: facultas, 46–66

Heintel Peter (2005): Widerspruchsfelder, Systemlogiken und Gruppendialektiken als Ursprung notwendiger Konflikte. In: Falk Gerhard, Heintel Peter, Krainz Ewald E. (Hg.): Handbuch Mediation und Konfliktmanagement. Verlag für Sozialwissenschaften, 15–34

Heintel Peter, Krainz Ewald (1998): Projektmanagement. Eine Antwort auf die Hierarchiekrise? Wiesbaden: Gabler

Heller Andreas (1994): Sterbebegleitung und Bedingungen des Sterbens. In: Heller Andreas, (Hg.): Kultur des Sterbens. Bedingungen für das Lebensende gestalten. Freiburg i.B.: Lambertus, 1. Auflage, 35–68

Heller Andreas, Heimerl Katharina (2007): Zur Institutionalisierung und Deinstitutionalisierung des Sterbens – Oder: Wollen wir wirklich alle zu Hause sterben? In: Heller Andreas, Heimerl Katharina, Husebø Stein (Hg.): Wenn nichts mehr zu machen ist, ist noch viel zu tun. Wie alte Menschen würdig sterben können. 3. überarbeitete Auflage, Freiburg i.B.: Lambertus, 480–491

Heller Andreas, Heimerl Katharina, Husebø Stein (Hg.) (2007): Wenn nichts mehr zu machen ist, ist noch viel zu tun. Wie alte Menschen würdig sterben können. 3. überarbeitete Auflage, Freiburg i.B.: Lambertus.

Heller Andreas, Knipping Cornelia (2006): Palliative Care – Haltungen und Orientierungen. In: Knipping Cornelia (Hg): Lehrbuch Palliative Care. Bern: Hans Huber, 39–48.

Heller Andreas, Wegleitner Klaus (2006): Palliative Care in der stationären Altenhilfe – Ansätze der Implementierung. In: Knipping Cornelia (Hg.): Lehrbuch Palliative Care. Bern: Hans Huber, 73–80

Heller Andreas, Pleschberger Sabine (2005): Zur Geschichte der Hospizbewegung. In: Bernatzky Günther, Sittl Reinhard, Likar Rudolf (Hg.): Schmerzbehandlung in der Palliativmedizin. Wien, New York: Springer, 6–9

HOPE (2006): Arbeitsgruppe „Forschung Hospiz- und Palliativerhebung (HOPE)". www.dgpalliativemdizin.de, download vom 22.11.2006

Hörl Christoph (1990): Cicely Saunders – Brücke in eine andere Welt. Was hinter der Hospizidee steht. Freiburg i.B.: Herder spektrum

Hospiz Österreich (2005): Hospiz- und Palliativführer Österreich. Hg: Bundespressedienst, Wien

Husebø Stein, Klaschik Eberhard (1998): Palliativmedizin. Schmerztherapie, Gesprächsführung, Ethik. 3. Auflage. Wien, New York: Springer, 248–250

Husebø, Stein (2003): Würde im Alter? Antrittsvorlesung an der IFF – Palliative Care und OrganisationsEthik, Wien, 13. Mai 2003. Unveröffentlichtes Manuskript

Klapper Bernadette, Kojer Marina, Schwänke Ulf(2007 Palliative Praxis – Ein Curriculum zur Begleitung alter Menschen am Ende des Lebens. In: Heller Andreas, Heimerl Katharina, Husebø Stein (Hg.): Wenn nichts mehr zu machen ist, ist noch viel zu tun. Wie alte Menschen würdig sterben können. 3. überarbeitete Auflage, Freiburg i.B.: Lambertus, 445–456

Klie Thomas, Student Johann-Christoph (2001): Die Patientenverfügung. Freiburg i.B.: Herder

Koch-Straube Ursula (1997): Das Pflegeheim – Welt der Frauen. In: Dies.: Fremde Welt Pflegeheim. Eine ethnologische Studie. Bern: Hans Huber, 362–371

Kojer Marina (2002): Was ist Palliative Geriatrie? In: Kojer Marina (Hg.): Alt, krank und verwirrt. Einführung in die Praxis der Palliativen Geriatrie. Freiburg i.B.: Lambertus, 21–32

Kojer Marina, Sramek Gunvor (2007): „Der Tod kommt und er geht auch wieder". Demenzkranke Menschen und der Tod. In: Heller Andreas, Heimerl Katharina, Husebø Stein (Hg.): Wenn nichts mehr zu machen ist, ist noch viel zu tun. Wie alte Menschen würdig sterben können. 3. überarbeitete Auflage, Freiburg i.B.: Lambertus, 231–245

Königswieser Roswitha, Exner Alexander (1998): Systemische Intervention. Stuttgart: Klett-Cotta

Krainz Ewald, Simsa Ruth (1995): Gute Menschen. Zur Beratung von Freiwilligen-Organisationen. In: Grossmann Ralph, Krainz Ewald, Oswald Margit (Hg.): Veränderung in Organisationen. Management und Beratung. Wiesbaden: Gabler, 255–269

Kübler-Ross Elisabeth (1969): On Death and Dying. New York: Touchstone

Kübler-Ross Elisabeth (1982): Vortrag: Über „Lebens- und Sterbehilfe". Universität Zürich: 18. April 1982. Zitiert in: Elisabeth Kübler-Ross. Dem Tod ins Gesicht sehen. Ein Film von Stefan Haupt. Berlin: Edition Salzgeber und Co. Medien GmbH, 2006. Transkript: K. Heimerl

Kytir Josef (1993): Sterben in Anstalten, sterben zu Hause: Eine Analyse der Todesfälle 1988 bis 1991 nach Sterbeortkategorien. Statistische Nachrichten (3), 171–178

Morrison R.Sean, Meier Diane E. (2003): Geriatric Palliative Care. Oxford, New York: Oxford University Press

Müller Tanja (2005): Begleitetes Sterben als gesellschaftliches Phänomen. Der Sterbeprozess und moderne Sterbebegleitung. Marburg: Tectum

Niederkorn-Bruck Meta (2007): Das Leben stirbt, wo es beginnt und aufersteht, wo es zerrinnt. Der Tod und das Leben im Mittelalter. In: Hameter Wolfgang, Niederkorn-Bruck Meta, Scheutz Martin (Hg.): Tod und Ritual in der Geschichte. Wien: Studienverlag, 60–81

Niedersachsen – MSFFG (2006): Rahmenkonzept zur Weiterentwicklung der Palliativversorgung in Niedersachsen. Niedersächsisches Ministerium für Soziales, Frauen, Familie und Gesundheit

NRW – MGSFF (ohne Jahreszahl): Rahmenprogramm zur flächendeckenden Umsetzung der ambulanten palliativmedizinischen und palliativpflegerischen Versorgung in NRW. Ministerium für Gesundheit, Soziales, Frauen und Familie des Landes Nordrhein-Westfalen

ÖBIG (2004): Abgestufte Hospiz- und Palliativversorgung in Österreich. Im Auftrag des Bundesministeriums für Gesundheit und Frauen. Wien, November 2004. http://www.hospiz.at/pdf_dl/oebig_studie.pdf

Orth Christel, Alsheimer Martin, Koppitz Andrea, Isfort Maria (2002): Implementierung der Hospizidee im St. Josefs-Heim, München-Haidhausen. Bayreuth: Bayerische Stiftung Hospiz. www.bayerische-stiftung-hospiz.de

Pleschberger Sabine (2005): Nur nicht zur Last fallen. Leben und Sterben in Würde aus der Sicht alter Menschen in Pflegeheimen. Freiburg i.B.: Lambertus

Pleschberger Sabine (2006): Palliative Care in Pflegeheimen. Forschungsstand und Perspektiven. Zeitschrift für Gerontologie und Geriatrie 39: 376–381

Reitinger Elisabeth, Heimerl Katharina, Heller Andreas (Hg.) (2007): Ethische Entscheidungen in der Altenhilfe. Ein transdisziplinäres Forschungsprojekt. In: kursbuch palliative care 01/2007

Reitinger Elisabeth, Heimerl Katharina, Pleschberger Sabine (2005): Leben und Sterben in der Frauenwelt Pflegeheim: Erste Blitzlichter auf graue Schatten? In: Koryphae. Medium für feministische Naturwissenschaft 38/05, 22–25

Saunders Cicely (1967): The Management of Terminal Illness. London: Hospital Medicine Publications

Saunders Cicely, Baines Mary (1991): Leben mit dem Sterben. Betreuung und medizinische Behandlung todkranker Menschen. Bern: Hans Huber

Schiersmann Chistiane, Thiele Hans-Ulrich (2000): Projektmanagement als organisationales Lernen. Opladen: Leske + Budrich.

Schmidl Martina (2007): Angehörigenkonzept der „1. Medizinischen Abteilung für palliativmedizinische Geriatrie" im Geriatriezentrum am Wienerwald (GZW). Masterarbeit im Rahmen des Internationalen Universitätslehrgangs Palliative Care/MAS, Universität Klagenfurt

St. Vinzenz Holding (o.J.): Palliativ bewegt. Wege in die Palliativmedizin. Herausgegeben von der St. Vinzenz Holding GmbH

Statistik Austria (2005): Jahrbuch der Gesundheitsstatistik 2004. Wien: Verlag Österreich GmbH

Stjernswärd Jan, Clark David (2004): Palliative Medicine – a global perspective. In Doyle Derek, Hanks Geoffrey, Cherny Nathan, Calman Kenneth: Oxford Textbook of Palliative Medicie, Third edition. Oxford: Oxford University Press, 1197–1224

Strohscheer Imke, Verebes Juliane, Samonigg Hellmut (2005): Implementierung eines palliativmedizinischen Konsiliardienstes an einer Universitätsklinik. Zeitschrift für Pallitiativmedizin 2005; 6:112–116

Student Johann-Christoph (1999): Das Hospizbuch. Freiburg i.B.: Lambertus

Wegleitner Klaus, Heimerl Katharina, Wild Monika (2007): Palliative Care in der Hauskrankenpflege. In: Heller Andreas, Heimerl Katharina, Husebø Stein (Hg.): Wenn nichts mehr zu machen ist, ist noch viel zu tun. Wie alte Menschen würdig sterben können. Freiburg i.B.: Lambertus, 524–241

WHO (2002): National Cancer Control Programmes. Policies and Managerial Guidelines. Geneva: World Health Organization

WHO (2004): Better Palliative Care for Older People. Copenhagen: WHO Regional Office for Europe

Wilkening Karin, Kunz Roland (2003): Sterben im Pflegeheim. Perspektiven und Praxis einer neuen Abschiedskultur. Göttingen: Vandenhoeck & Ruprecht

Willke Helmut (1987): Strategien der Intervention in autonome Systeme. In: Baecker Dirk (Hg.): Theorie als Passion: Niklas Luhmann zum 60. Geburtstag. Frankfurt a.M.: Suhrkamp

Wimmer Rudolf (1995): Die permanente Revolution. Aktuelle Trends in der Gestaltung von Organisationen. In: Grossmann Ralph, Krainz Ewald, Oswald Margit (Hg.): Veränderung in Organisationen. Management und Beratung. Wiesbaden: Gabler

ZITHA (2005): Palliativ-Handbuch der ZITHA-Gruppe Luxemburg, www.zitha.lu

Zulehner Paul M. (2001): Jedem seinen eigenen Tod. Für die Freiheit des Sterbens. Ostfildern: Schwabenverlag.

Die Autorin

Katharina Heimerl, Jahrgang 1961, ist Medizinerin und Gesundheits-
wissenschafterin. Sie ist außerordentliche Professorin an der Abteilung
Palliative Care und OrganisationsEthik der IFF (Fakultät für interdisziplinäre Forschung und Fortbildung der Alpen-Adria Universität Klagenfurt). Seit 2006 ist sie habilitiert im Fach Palliative Care und Organisationsentwicklung.

Danksagung

Herzlichen Dank meinen Freundinnen und Kolleginnen Barbara Feist, Anne Elisabeth Höfler, Marina Kojer und Ilona Wenger sowie dem Leiter unserer Abteilung Andreas Heller, die mir wertvolle Rückmeldungen zum Text gegeben haben. Für gemeinsame Projekterfahrungen und administrative Unterstützung danke ich den KollegInnen meiner Abteilung Palliative Care und Organisations-Ethik an der Fakultät für interdisziplinäre Forschung und Fortbildung der Alpen-Adria Universität Klagenfurt (www.uni-klu.ac.at/pallorg). Für Geduld und Zuwendung beim Leben und Schreiben danke ich meiner Familie, meinem Mann Peter, meinen Kindern Veronika und Nikolaus und meinen Eltern Sascha und Marlies Deskovic.